SingLiesel

MIX
Papier aus verantwortungsvollen Quellen
FSC® C014138

Druck: FINIDR, s.r.o.
Printed in Czech Republic
Umschlag: SingLiesel GmbH, Karlsruhe
Satz: Martin Janz, Freiburg i.Br.

Bildnachweise: shutterstock.com

ISBN 978-3-948106-81-2

info@singliesel.de, www.singliesel.de

Annette Weber

LIEBESGESCHICHTEN

SingLiesel

INHALT

LIEBE LESERINNEN UND LESER!

Ich heiße Annette Weber. Seit fast 30 Jahren schreibe ich Bücher, Geschichten und Theaterstücke für Kinder und Jugendliche. Nun auch Geschichten für ältere Menschen aufzuschreiben, ist mir eine große Freude. Ich habe es immer spannend gefunden, wenn ältere Menschen von früher erzählten, aber jetzt, seit ich diese Geschichten schreibe, höre ich ganz besonders aufmerksam zu.

Das Thema „Liebe" ist ein spannendes Thema, das bei jedem Menschen ganz besondere Erinnerungen weckt. Die Geschichten in diesem Buch habe ich mir zwar selbst ausgedacht, viele enthalten aber einen wahren Kern.

Das Arbeiten an dem Buch hat mir viel Spaß gemacht. Ich hoffe, Sie spüren das zwischen den Zeilen.

Ich wünsche Ihnen mit diesem Buch viel Freude und hoffe, dass Sie sich beim Lesen, Vorlesen oder Zuhören an verschiedene liebevolle Begegnungen erinnern.

Liebe Grüße
Annette Weber

DAS HOCHZEITSKLEID MEINER SCHWESTER

„Schau mal! Wie gefällt es dir?"

Meine Schwester Annemarie hielt ihr weißes Hochzeitskleid gegen den Körper gedrückt und drehte sich vor dem Spiegel hin und her. „Und jetzt stell dir noch die Haare vor: Hochgesteckt und am Haarreif steckt der Schleier."

Mit einer Hand hielt sie die Haare hoch, mit der anderen drückte sie immer noch ihr Kleid an sich. Nun begann sie, durch das Zimmer zu tanzen.

„Wunderschön", sagte ich bewundernd. „Du siehst wirklich wunderschön aus."

Wie ich sie beneidete. Um das Kleid, um Gregor, den sie heiraten würde, um die Feier, einfach um alles.

Ich war fünf Jahre jünger als Annemarie, das Nesthäkchen der Familie. Noch nie hatte ich einen

Freund gehabt, sieht man mal von Hans, meiner Sandkastenliebe, ab.

Eigentlich war ich schon seit Wochen in Siegfried, Gregors jüngeren Bruder, verliebt. Doch der beachtete mich nicht. Ich war mir sicher, dass er noch nicht einmal bemerkt hatte, dass Annemarie überhaupt eine kleine Schwester hatte.

Der schwere Gong an der Haustür ertönte.

„Das wird Gregor mit seiner Familie sein. Wir wollen das Hochzeitsessen durchsprechen. Und mit Gregors Bruder Siegfried will ich noch die Schritte einüben, die wir zu gehen haben. Er wird mich doch zum Altar begleiten."

Auch das noch. Annemarie durfte sich am Arm von Siegfried durch die Kirche führen lassen. Vor Neid schossen mir die Tränen in die Augen. Das Leben war so ungerecht.

Annemarie winkte mir kurz zu, dann schwebte sie aus dem Zimmer, um ihre neue Familie zu begrüßen. Ich blieb allein im Schlafzimmer zurück.

Eine Weile saß ich bewegungslos auf dem Bett und horchte nach unten. Fröhliches Lachen verriet, dass alle gute Laune hatten. Alle außer mir.

Ich strich vorsichtig über Annemaries Hochzeitskleid. Wie geschmeidig sich die Seide anfühlte. Und wie zart diese Spitzen waren. Auch die Stickerei am Oberteil war aufwändig gearbeitet.

Ich konnte nicht anders. Vorsichtig nahm ich das Kleid vom Bügel, hielt es gegen meinen Körper und trat vor den Spiegel. Wunderschön sah es aus.

Annemarie und ich waren fast gleich groß und hatten dieselbe schlanke Figur. Bestimmt würde mir das Kleid genauso gut passen. Ob ich es wagen sollte, es anzuziehen?

Ich weiß nicht, was in diesem Augenblick in mich gefahren war, aber meine Hände machten etwas anderes, als mein Verstand ihnen sagte. Ehe ich mich versah, hatte ich mich ausgezogen und mir das Hochzeitskleid übergestreift. Es war nicht so einfach, den langen Reißverschluss zu schließen, doch mit ein paar Verrenkungen gelang es mir schließlich. Dann trat ich vor den Spiegel. Mein Spiegelbild verschlug mir fast den Atem. Das Kleid war einfach traumhaft – und nicht nur das Kleid. Auch ich sah zauberhaft darin aus. Wenn nur diese albernen Zöpfe nicht wären. Ich zerrte die Spangen aus meinen Haaren, löste mit den Fingern die Zöpfe und ließ das offene Haar auf meine Schultern fallen. Atemberaubend sah ich aus. Wie eine Fee.

Plötzlich hörte ich Schritte auf der Treppe. Der Schreck fuhr mir in die Glieder. Wenn mich meine

Schwester mit ihrem Kleid erwischen würde, würde sie mir ganz gewiss eine Ohrfeige verpassen.

Ich drehte meine Arme auf den Rücken und nestelte an dem Reißverschluss. Aber es gelang mir nicht, ihn zu öffnen. Verflixt noch mal, was sollte ich machen? Ich war verloren.

Die Zimmertür öffnete sich einen Spaltbreit und Siegfried schaute ins Zimmer.

„Annemarie? Du wolltest doch mit mir die Schritte üben, die …"

Weiter kam Siegfried nicht. Er starrte mich mit großen Augen an. Oh, wie sehr wünschte ich mir, der Boden vor meinen Füßen würde sich auftun und mich verschlingen. Ich schämte mich in Grund und Boden.

„Marianne!", rief Siegfried überrascht. „Was machst du denn in Annemaries Hochzeitskleid?"

Marianne? Er wusste, wie ich heiße?

„Bitte sag es ihr nicht!", flehte ich ihn an. „Sie bringt mich um, wenn sie das sieht."

Siegfried trat nun näher auf mich zu. Bewundernd blickte er mich an. Als sähe er mich heute zum ersten Mal.

„Wunderschön siehst du aus", flüsterte er leise. „Wie eine junge Braut."

Er hakte sich bei mir unter und schob uns beide vor den Spiegel.

„Wir wären auch ein schönes Paar, oder?“, meinte er leichthin.

Nun kriegte ich erst recht einen Schrecken. Hastig löste ich mich aus seinen Armen.

„Bitte hilf mir!“, flüsterte ich. „Ich bekomme den Reißverschluss nicht mehr auf.“

Siegfried ließ mich los, stellte sich hinter mich und öffnete den Reißverschluss. Dann verbeugte er sich kurz und verließ das Schlafzimmer.

Zitternd schälte ich mich aus dem Kleid, strich es glatt und hängte es wieder auf den Bügel. Dann zog ich mein kariertes Kleid wieder an, flocht mir meine Zöpfe und wartete auf Annemarie. Sie kam zehn Minuten später. Dass ich ihr Kleid getragen hatte, bemerkte sie nicht. Sie hatte viel zu viel zu erzählen. Von Gregors Eltern, von dem Hochzeitsessen, von den Geschenken, die von überall eintrafen.

„Nur der Siegfried ist heute so komisch“, berichtete sie weiter. „Er hatte gar keine Lust, mit mir die Schritte zu üben. Er meinte, das würden wir auch so hinkriegen.“ Sie seufzte. „Ich möchte mal wissen, was dem heute über die Leber gelaufen ist.“

Ich sagte nichts dazu.

Es war ein rauschendes Hochzeitsfest. Annemarie wurde von Siegfried in die Kirche geführt, Gregor stand am Altar und wartete auf sie. Sie sahen so erwachsen und glücklich aus, als sie vor dem Altar standen und sich das Jawort gaben.

Ich saß in der ersten Reihe und wagte nicht, zu Siegfried hinüberzuschauen. Nur einmal drehte ich ganz leicht den Kopf und da sah ich, wie sein Blick nachdenklich auf mir ruhte.

Als das Fest begann und Annemarie und Gregor den Tanz eröffneten, kam Siegfried auf mich zu.

„Darf ich bitten?", fragte er und verbeugte sich.

Mit klopfendem Herzen ging ich mit ihm zur Tanzfläche, legte meine eine Hand in seine, die andere auf seine Schulter. Dann tanzten wir einen Walzer. Siegfried zog mich dabei ein bisschen fester an sich.

„Übrigens siehst du auch in deinem Tanzkleid mindestens so schön aus wie die Braut", flüsterte er mir leise ins Ohr.

DIE KLEINE LISA

Claudia lauschte auf den Flur hinaus. Seit einer Stunde weinte dort jemand in der Wohnung unter ihr. Es hörte sich nach einem kleinen Kind an. Schließlich beschloss sie, nach dem Rechten zu sehen. Sie nahm allen Mut zusammen und klingelte an der Wohnungstür eine Etage tiefer. Das Weinen verstummte. Sie hörte Kinderschritte auf dem Flur, die vor der Wohnungstür anzuhalten schienen. Bestimmt lauschte das Kind jetzt auf der anderen Seite der Tür.

„Hallo!", sagte Claudia und klopfte gegen die Tür. „Ich bin Claudia Weiß und wohne über dir." Schweigen. Claudia überlegte, wie sie weiter vorgehen sollte. „Ich wollte nur wissen, ob ich dir vielleicht helfen kann."

Wieder blieb es still hinter der Tür, aber Claudia bildete sich ein, ein leises Atmen zu hören. Plötzlich wurde die Tür geöffnet. Ein kleines Mädchen mit schulterlangen blonden Haaren stand im Nachthemd vor Claudia. Ihre Augen waren rot umrändert und sie sah müde aus.

„Hallo“, sagte Claudia und bemühte sich um ein freundliches Lächeln. „Ich dachte mir, du könntest vielleicht Hilfe gebrauchen.“

Die Kleine musterte Claudia misstrauisch.

„Wahrscheinlich bist du allein zu Hause“, versuchte es Claudia noch einmal. „Und das ist dir bestimmt unheimlich. Ich war als Kind häufig lange abends allein und dann habe ich auch oft geweint.“

„Hatte dein Vater auch Nachtschicht?“, fragte die Kleine plötzlich interessiert.

Claudia schüttelte den Kopf. „Nein, er ging tanzen. Oder ins Kino. Oder irgendwohin, ich weiß nicht, wo.“

„Und deine Mutter? War die auch im Himmel?“ Die Kleine sah sie aufmerksam an.

Claudia kroch eine Gänsehaut über den Rücken. „Nein, die war ... sie ging mit meinem Vater aus. Sie gingen zusammen tanzen.“

Die Kleine runzelte die Stirn. „Ach so.“

Jetzt wurde unten im Erdgeschoss die Haustür geöffnet. Claudia sah sich unruhig um.

„Kommst du rein?“, fragte die Kleine nun. „Papa kommt erst ganz spät in der Nacht.“

Claudia betrat die Wohnung und ließ sich von dem Mädchen ins Kinderzimmer führen.

„Schön hast du's hier", sagte sie freundlich. „Wie heißt du eigentlich?"

„Lisa. Papa und ich sind vorige Woche hier eingezogen."

Claudia sah sich um. Ein paar Umzugskartons standen noch herum. „Und deine Mutter ...", Claudia fiel es schwer, es auszusprechen, „... lebt nicht mehr?"

Lisa schüttelte traurig den Kopf. Dann kuschelte sie sich in ihr Bett und drückte ein kleines Stoffhäschen fest an sich. Claudia spürte, wie sie selbst traurig wurde.

„War sie ... war sie krank?", fragte sie leise.

Lisa nickte. „Papa arbeitet nachts. Dann hat er tagsüber mehr Zeit für mich."

„Das ist ja lieb von ihm. Nur abends musst du eben allein zurechtkommen, nicht?"

Wieder nickte Lisa. Claudia ließ sich auf dem Stühlchen neben Lisas Bett fallen. „Wenn du magst, bleibe ich bei dir, bis du eingeschlafen bist, in Ordnung? Dann musst du keine Angst haben."

Lisa lächelte. „In Ordnung", flüsterte sie.

Und nachdem Claudia drei Gute-Nacht-Geschichten erzählt und ein Schlaflied vorgesungen hatte, war Lisa tatsächlich eingeschlafen. Claudia wollte sich gerade aus der Wohnung schleichen, da wurde ein Schlüssel im Schloss umgedreht. Die Korridortür öffnete sich und ein junger Mann erschien in der Wohnungstür. Gedankenverloren zog er sich seine Schuhe aus und stellte sie in den Schuhschrank.

Claudia räusperte sich leise. Der Mann zuckte zusammen und starrte sie an.

„Hallo", lächelte Claudia. „Entschuldigen Sie die Störung!"

Mit einem Satz war der Mann bei ihr und fasste sie fest am Oberarm. „Wer zum Teufel sind Sie?" Er klang nicht besonders freundlich.

„Mein Name ist Claudia Weiß und ich habe heute Abend nur auf ihre Tochter aufgepasst, weil sie ..."

Der Mann schüttelte sie heftiger. „Sind Sie vom Jugendamt?", fauchte er. „Wollen Sie nachschnüffeln, ob ich alles richtigmache?"

„Aber nein!", rief Claudia entsetzt.

„Papa!" Lisas Stimme ließ beide zusammenzucken. „Sie ist nicht vom Jugendamt. Sie wohnt über uns. Und weil ich heute Abend so Angst hatte, ist sie gekommen und hat mir ein paar Geschichten erzählt."

„Geschichten erzählt? So was brauchen wir nicht!", rief er. „Wir kommen gut alleine zurecht."

Claudia merkte, wie sie langsam wütend wurde. „Es tut mir leid, dass Sie so ein schweres Leben haben", bemühte sie sich um Freundlichkeit. „Aber ich kann nichts dazu. Ich wollte einfach ein bisschen helfen. Aber das war wohl zu viel. Schönen Abend noch!"

Und dann verschwand sie.

Am nächsten Abend war es Lisa, die bei ihr klingelte.

„Es tut mir leid, dass Papa gestern so böse zu dir war!", meinte sie. „Schon in Ordnung!", winkte Claudia ab.

„Kommst du wieder runter zu mir?", bettelte Lisa. „Du musst einfach um Mitternacht gehen. Dann merkt Papa nichts."

Von da an trafen sich Lisa und Claudia fast jeden Abend. Sie sahen zusammen fern, redeten miteinander oder lernten gemeinsam für die Schule. Lisa schloss Claudia fest in ihr Herz und auch Claudia genoss die Zeit mit der Kleinen. Dann, eines Abends, war Lisa unruhiger als sonst.

„Ab morgen hat Papa drei Wochen Urlaub", berichtete sie. „Dann können wir uns nicht sehen."

„Drei Wochen, das ist lang", seufzte Claudia. „Aber vielleicht treffen wir uns ja mal im Hausflur. Dann können wir uns heimlich zuzwinkern."

Doch sie trafen sich nicht im Hausflur. Wann immer Claudia an Lisas Tür vorbeikam, herrschte Ruhe und Lautlosigkeit. Eines Abends schließlich, es war schon ziemlich spät, klingelte es an ihrer Tür.

„Lisa!", dachte Claudia sofort und stürzte zur Tür. Aber es war Herr Steffens, Lisas Vater, der vor ihr stand. Claudia erschrak. Er sah sehr blass aus.

„Frau Weiß, könnten Sie wohl mal runterkommen?" Herr Steffens blickte auf seine Fußspitzen.

Claudia blieb misstrauisch. Was wollte Herr Steffens von ihr?

„Es tut mir leid, dass ich Sie störe, aber Lisa ..." Er schluckte. Claudia erschrak. Es musste irgendetwas passiert sein. „Es geht ihr nicht gut. Sie hat Fieber. Und sie will unbedingt, dass Sie kommen."

„Bin schon auf dem Weg." Claudia flog die Treppe hinunter und stürzte in Lisas Kinderzimmer. Lisa lag mit roten Bäckchen im Bett und sah Claudia an.

„Lisa, was ist? Bist du krank?" Claudia drückte das Mädchen an sich. Lisa rappelte sich auf und drückte Claudia ebenfalls. Von der Tür aus beobachtete Herr Steffens die Szene gerührt. Dann räusperte er sich.

„Ich koche mal einen Tee", murmelte er und verließ das Zimmer. Da kuschelte sich Lisa noch fester an Claudia. „Weißt du was?", flüsterte sie verschwörerisch. „Ich habe nur das Fieberthermometer ins Teewasser gehalten, weil ich dich so gerne wiedersehen wollte."

„Also, du bist gar nicht krank?", Claudia schnappte nach Luft. „Du kleines Biest, bist ja mit allen Wassern gewaschen ..." Sie kicherte.

Als Herr Steffens mit dem Pfefferminztee ins Krankenzimmer zurückkam, musste er feststellen, dass Lisa schon viel besser aussah. Das erleichterte ihn.

„Ich muss mich unbedingt bei Ihnen entschuldigen", wandte er sich verlegen an Claudia. „Ich wollte doch nicht ... ich dachte ... also, ich meine ..."

„Es ist schon gut", lächelte Claudia und spürte, wie sie von einem liebevollen Gefühl für diesen blassen Mann erfasst wurde. „Ich verstehe gut, wie Ihnen zumute ist."

Es wurde ein schöner Abend und als Claudia ins Bett ging, fühlte sie sich glücklich und erleichtert.

Am nächsten Morgen lag ein Blumenstrauß mit einem Kärtchen vor ihrer Tür. Darauf stand:

Kommen Sie heute Abend wieder? Es gibt Currywurst mit Pommes und Mayo und Rotwein für die Großen.

Liebe Grüße, Jürgen und Lisa

DIE KONTAKTANZEIGE

„Christel, schau mal, was ich gerade in der Tageszeitung entdeckt habe!"
Adele, die in der Nachbarwohnung lebte, schob sich ins Wohnzimmer ihrer besten Freundin und hielt ihr die Seite mit den Kontaktanzeigen unter die Nase. Eine Anzeige hatte sie mit rotem Kugelschreiber eingekreist:

Älterer alleinstehender Herr, nicht unvermögend, sucht ebensolche Dame zu gemeinsamen Unternehmungen. Bei Zuneigung Heirat nicht ausgeschlossen.

„Ach, Adele, was soll ich denn noch mit einem Mann", lachte Christel und versuchte, ihrer Freundin die Zeitung aus der Hand zu nehmen. Aber die erwies sich als hartnäckig.

„Wieso wehrst du die Anzeige gleich so ab?", rief sie. „Guck mal, Christel, du bist doch nun schon fünf

Jahre allein. Meinst du nicht, es würde dir guttun, dich mal wieder mit einem Mann zu treffen? Du musst ihn ja nicht gleich heiraten."

„Aber mit 65?", zweifelte Christel.

„65 ist doch kein Alter", konterte Adele. „Der Papst wurde mit 78 in sein Amt berufen."

Christel lachte. Ihre Freundin war einfach viel zu schlagfertig. Da wusste sie auch nichts zu erwidern.

Adele ließ die Zeitung mit den Anzeigen auf dem Wohnzimmertisch liegen.

Abends, als wieder mal nichts im Fernsehen kam, las Christel die Anzeige noch einmal.

„Warum nicht?", dachte sie sich schließlich. „Eigentlich riskiere ich doch gar nichts."

Sie nahm ihr schönes, weißes Büttenpapier aus dem Schrank und schraubte ihren Füller auf. Eine Weile überlegte sie, dann schrieb sie schließlich los. Sie erzählte von sich und ihrem Leben, von ihrer Katze Mimi, von ihrer Reise nach Griechenland und von ihrem Engagement im Gesangverein. Als sie den Brief einen Tag später aufgab, war sie ein wenig aufgeregt. Ob der Herr, der die Kontaktanzeige geschrieben hatte, antworten würde?

Die Antwort kam keine zwei Tage später. Der Herr aus der Anzeige hieß Johann Schmitting, war seit drei Jahren Witwer und sehnte sich wieder nach einer Frau, mit der er sein Leben teilen konnte. Auch er war im Gesangverein, mochte Tiere und hatte sogar ebenfalls einmal einen Urlaub in Griechenland verbracht.

Was für eine großartige Übereinstimmung. Christel spürte sofort, dass sie ihn mochte. Sie schrieb ihm noch am selben Abend wieder. Und dann rief er sie an. Sie plauderten lange und vergnügt. Dabei stellten sie fest, dass sie den gleichen Humor hatten.

„Wir sollten uns unbedingt einmal treffen", schlug Johann vor.

„Dann kommen Sie doch am Sonntagmittag zum Essen zu mir", rief Christel aufgeregt. „Ich koche uns etwas ganz Besonderes."

Freudig stimmte er zu.

Was war Christel aufgeregt, als der Sonntag gekommen war. Den ganzen Morgen lief sie hektisch durch die Wohnung, schob den Braten in den Ofen, schnitt den Salat, schälte Kartoffeln. Dann stürzte sie ins Bad, um die Haare noch einmal zu kämmen und ein wenig Puder und Rouge aufzutragen. Da klingelte es an der Tür.

Jetzt schon? Sie war doch noch gar nicht fertig!

Aufgeregt riss Christel die Tür auf. Ihre Freundin Adele stand vor der Türschwelle.

„Was ist denn mit dir los? Hast du Fieber? Du hast einen ganz roten Kopf!", wunderte sich Adele.

„Ach, du bist es. Denk dir, gleich kommt Johann Schmitting. Ich bin so aufgeregt", rief Christel.

„Johann Schmitting? Wer soll das sein?"

„Der Mann aus der Anzeige. Erinnerst du dich? Älterer Herr, nicht unvermögend. Ich habe ihm nämlich geantwortet."

Adeles Augen wurden ganz groß. „Und jetzt lädst du ihn zu dir ein? Zum Essen? Ja bist du denn verrückt geworden?"

Christel war für einen Moment sprachlos.

„Was ist denn so schlimm daran?", fragte sie schließlich, doch sie ahnte schon, was ihre Freundin antworten würde. Denn jetzt wurde ihr auch bewusst, dass es ganz schön leichtsinnig sein konnte, einen Fremden einfach so in die Wohnung einzuladen.

„Was meinst du, was da alles passieren kann! Der kann dich überfallen und ausrauben, sich dir unsittlich nähern oder dir sogar etwas antun", regte sich Adele auf.

„Jetzt übertreibst du aber", winkte Christel ab. „Am Telefon klang er sehr nett."

„Am Telefon klingt jeder Hochstapler nett." Adele hörte einfach nicht auf, so düster weiter zu spinnen. „Aber wenn er erst mal in deiner Wohnung steht, dann … "

Die Hausklingel ertönte.

„Das ist er!", flüsterte Christel aufgeregt. Hastig drückte sie den Türöffner. Schritte waren im Treppenhaus zu hören. Dann kam ein älterer, gepflegter Herr die Treppe hinauf. Er hielt einen bunten Frühlingsstrauß in der Hand. Zu Christel und Adele gewandt machte er eine kleine Verbeugung. Dabei sah er ein wenig verunsichert aus.

„Schmitting ist mein Name", stellte er sich vor. „Ich wollte zu Frau Christel König."

„Das bin ich", lächelte Christel und reichte Herrn Schmitting die Hand. „Das ist meine Freundin Adele. Sie wollte … sie war gerade dabei …" Christel wusste selbst nicht, was sie sagen sollte.

„Ich habe Christel mit dem Salz ausgeholfen", fiel Adele ein. Und als der unbekannte Gast ins Wohnzimmer getreten war, flüsterte sie ihrer Freundin zu: „Der macht einen netten Eindruck. Aber man weiß nie. Ich komme vorsichtshalber in einer Stunde wieder vorbei."

Als Adele nach einer Stunde wiederkam, bot sich ihr ein fröhliches und friedliches Bild. Johann hatte es sich auf dem Sofa neben der Katze gemütlich gemacht. Christel saß im Sessel. Beide tranken Kaffee, aßen Kuchen und waren ins Gespräch vertieft. Erleichtert setzte sich Adele auf eine Tasse Kaffee zu den beiden. Dann zog sie sich in ihre Wohnung zurück.

Die beiden hatten einen guten Draht zueinander, das hatte Adele sofort bemerkt. Die waren füreinander gemacht.

Wie gut, dass sie die Anzeigen gelesen hatte. Und vielleicht sollte sie die nächsten Kontaktanzeigen noch genauer lesen. Es konnte ja sein, dass auch mal ein Mann für sie dabei war!

DIESE BLAUEN AUGEN …

Herr Pauli, unser Vorarbeiter, pfiff auf zwei Fingern.

„Konrad? Komm mal rüber!"

Mein Herz klopfte. Jetzt war es wieder so weit. Bestimmt sollte ich wieder das Frühstück besorgen. Das war nicht weiter schlimm. Schlimm war nur, dass ich mich jedes Mal im Laden so schrecklich blamierte. Denn wenn sich die Augen des netten jungen Lehrmädchens auf mich richteten, vergaß ich jedes Mal, was ich kaufen sollte.

„Ich mache mir mal einen Zettel", sagte ich. „Nachher bringe ich nur die Hälfte der Sachen …"

Ich war der Jüngste auf der Baustelle, und schon seit jeher war es Tradition, dass der jüngste Lehrling das Frühstück besorgte.

Herr Pauli riss ein Stück Rand von seiner Zeitung ab und ich notierte: einen Schlauch Milch, Butterkäse, ein Graubrot, etwas Aufschnitt, eine Salami.

Dann zog ich los. Die anderen wuschen sich in der Zwischenzeit die Hände, lasen schon mal die Zeitung oder tauschten sich über das Wochenende aus. Meine Pause ging mit dem Einkaufen drauf.

Mit klopfendem Herzen betrat ich den Laden. Die Ladenglocke schellte hell.

Das hübsche Lehrmädchen und die Besitzerin des Ladens standen hinter dem Tresen. Zwei Kunden waren bereits im Geschäft. Ich stellte mich ans Ende der Schlange und wartete.

„Gunda? Bedienst du den jungen Mann dort mal? Ich glaube, der wartet auf dich“, meinte die Besitzerin nun und zwinkerte mit einem Auge. Auch die Kunden lachten und drehten sich zu mir herum.

Ich spürte, wie ich rot anlief. Verlegen starrte ich auf meinen Zettel. Gunda hieß sie also, schoss es mir durch den Kopf. Als ich aufsah, merkte ich, wie sie mich mit ihren hellblauen Augen so aufmerksam anschaute, dass mir noch heißer wurde. Wieder starrte ich auf meinen Zettel. Die Buchstaben verschwammen vor meinen Augen.

„Ein Baubrot“, stotterte ich.

„Baubrot?“, wunderte sich Gunda. „Das haben wir nicht.“

Ich schaute auf das Regal hinter Gunda. Dort lagen ein paar dicke Brote. „Da!“, stammelte ich und zeigte auf eines der Brote.

Nun drehte sich Gunda um. Dann lachte sie. „Ach, ein Graubrot."

Ich konnte nur nicken. Wieder schaute ich auf meinen Zettel. „Mich", stammelte ich dann.

Nun drehten sich alle zu mir um. Auch Gunda wurde ein bisschen rot. „Bitte?"

Ich schaffte es einfach nicht, meine eigene Schrift zu lesen. „Mich", wiederholte ich, nun unsicher geworden.

„Kann man dich kaufen?", fragte eine Kundin mit spöttischer Stimme.

Jetzt wusste ich überhaupt nicht mehr, was ich dazu sagen sollte.

Gunda streckte den Arm aus. „Gib mir mal den Zettel. Ich packe es schon zusammen", schlug sie vor. Und dann legte sie nach und nach einen Schlauch Milch und das Brot auf den Tresen, schnitt Salami und Aufschnitt und wog den Butterkäse.

„Geht es so oder soll ich alles in einen Karton packen?", fragte sie freundlich.

„Geht auch so", murmelte ich und reichte ihr das Geld über die Ladentheke.

Geht auch so? Das war die allerdümmste Antwort, die ich an dem Tag geben konnte. Denn kaum hatte ich die Salami und den Käse unter den einen Arm und das Brot unter den anderen Arm geklemmt, wusste ich nicht mehr, wohin mit der Milch. Ich presste den Schlauch unter den Arm.

„Vorsicht, der kann leicht reißen", ermahnte mich Gunda noch. Ich nickte, drehte mich ungeschickt um und stieß dabei gegen das Regal mit den Konservendosen. Eine Dose fiel heraus und polterte durch den Laden. Ich stapfte hinterher, bückte mich danach und stieß mit dem Kopf gegen ein anderes Regal.

„Au!", murmelte ich und machte eine ruckartige Bewegung. Dabei presste ich den Schlauch Milch zu fest zusammen. Er platzte mit einem lauten Knall und die Milch spritzte quer durch den Laden.

Die Kunden quietschten, die Ladenbesitzerin stöhnte und Gunda brach in ein lautes Lachen aus. Mein heißer Kopf stand inzwischen kurz vor der Explosion. So einen schrecklichen Einkauf hatte ich noch nie gehabt.

Die Besitzerin reagierte freundlich. Sie zog einen neuen Schlauch aus dem Kühlregal. „Gunda, vielleicht begleitest du den jungen Mann zu der Baustelle zurück und trägst ihm den Schlauch Milch", fuhr sie fort. Gunda nickte und verbiss sich das Lachen.

Als sie neben mir herging, kicherte sie wieder, versuchte aber, es zu unterdrücken. Aus ihren blauen Augen liefen Lachtränen.

„War das komisch", platzte sie schließlich heraus. „Und danke für die Pause, die ich dadurch habe."

Ich war so froh, dass sie meine Tollpatschigkeit mit Humor nahm. Und weil sie immer noch so fröhlich aussah, wagte ich einen Satz, den ich mich wahrscheinlich sonst nie getraut hätte, zu sagen.

„Das liegt nur daran, dass ich dich so gerne mag", brachte ich verlegen hervor. „Wenn du mich so anschaust ... diese blauen Augen ... dann ... dann werfe ich mit Konservendosen um mich und verschütte die Milch."

„Da kann ich mich ja freuen, dass du keine Schachtel Eier gekauft hast", grinste Gunda.

Ich blieb stehen. „Gunda, würdest du vielleicht mit mir ... mit mir ..." Ich kam nicht weiter. Sie starrte mich wieder so durchdringend an.

„Mit dir ...?", half sie mir und nickte.

Ich atmete tief durch. „... zum Tanztee gehen? Sonntagnachmittag?" Puh, nun war es raus. Ich wunderte mich selbst, woher ich diesen Mut nahm.

„Gerne", lächelte Gunda.

Ich konnte es kaum fassen.

„Ich glaub's nicht!", hörten wir nun Herrn Pauli brüllen. „Da schickt man den kleinen Piefke zum Einkaufen und dann schleppt der gleich das schönste Mädchen der Stadt an und lässt sich den Einkauf tragen."

Jetzt starrten alle zu uns hinüber. Und Gunda tat das Netteste, was sie in so einer Situation tun konnte. Sie warf den Kopf in den Nacken und lachte wieder.

DER GRIECHISCHE ENGEL

Unsere Familie war immer sehr reiselustig. Meine Eltern waren schon durch Südamerika gereist, als viele Menschen Länder wie Peru oder Chile noch überhaupt nicht auf der Landkarte entdeckt hatten.

Dieses Reisefieber hatte ich geerbt. Kein Wochenende, an dem ich nicht mit meiner alten Miele durch Deutschland gurkte und mir andere Landschaften und Städte anschaute. Mein Traum aber war es, einmal nach Griechenland zu fahren.

„Das Meer ist türkisblau und die Menschen sind so nett. Das ist einfach ein Traum", schwärmte mein Onkel Horst immer. „Da siehst du noch Menschen mit Eselskarren und Fischer, die mit ihren Booten aufs Meer fahren. Und wenn sie musizieren und tanzen … unglaublich!"

Onkel Horst wurde nicht müde, von der Schönheit Griechenlands zu erzählen. Und so beschloss ich an meinem 21. Geburtstag, mir endlich meinen Traum zu erfüllen und nach Griechenland zu fahren. Ich hatte ein bisschen Geld gespart und mein Moped auf Vordermann gebracht. Meine Kleidung, etwas Proviant und eine Karte verstaute ich in den Gepäcktaschen. Dann setzte ich meinen Ledersturzhelm auf und verabschiedete mich von meinen Eltern.

„Junge, komm bloß gesund an", schluchzte meine Mutter.

Und mein Vater murmelte: „Mit einem alten Pättkenschnüwer will er die Welt erobern."

Pättkenschnüwer, das sagte man damals bei uns zu einem klapprigen Moped.

Aber ich ließ mir meine Reise nicht vermiesen. Ich stieg auf, fuhr noch eine Runde durchs Dorf und brauste dann auf die Landstraße. Es war Mai, der Sommer stand schon fast vor der Tür und ein warmer Frühlingswind wehte.

Die Fahrt verlief zunächst wie am Schnürchen. In drei Tagen war ich in München. Dort übernachtete ich in einer Jugendherberge.

„Wo wollen Sie hin?", fragten mich die Wanderer, mit denen ich mir einen Schlafsaal teilte.

Ich berichtete ihnen stolz von meiner Griechenlandidee. „Nach Griechenland?", riefen die Wanderer verwundert. „Wollen Sie jetzt über die Alpen?"

Natürlich wollte ich über die Alpen. Darauf war ich schon ganz besonders gespannt, denn diese hohen Berge kannte ich bis jetzt nur aus Büchern.

Als ich in den Alpen angekommen war, wurde mir sofort klar, warum die Wanderer so große Bedenken hatten. Ich hatte die Wetterlage in den Bergen total unterschätzt. In den Alpen lag nämlich noch reichlich Schnee in der Frühjahrszeit. So schlingerte ich todesmutig die Straßen hinauf. Manchmal musste ich auch absteigen und schieben. Bei den steilen Berghängen geriet ich furchtbar ins Schwitzen. Einige Fahrzeuge rutschten an mir vorbei. LKWs überholten mich brummend. Das war verdammt gefährlich.

Noch schrecklicher aber waren dann die Abfahrten. Ich rutschte die Straßen in halsbrecherischer Geschwindigkeit hinunter. Einmal überschlug ich mich fast, ein anderes Mal rutschte ich beinahe aus der Kurve und schlitterte mit meiner Miele zusammen den Berg hinunter. Wenn mich meine Mutter so gesehen hätte, wäre ihr bestimmt die Kaffeetasse vor Schreck aus der Hand gefallen.

So passierten mir noch einige nicht ungefährliche Zwischenfälle mit meiner Miele, aber ich wäre nie auf die Idee gekommen, aufzugeben. Und letztendlich meisterte ich alle Gefahren irgendwie.

Schließlich kam ich tatsächlich in Griechenland an. Ich suchte mir einen wunderschönen Platz am Strand und baute dort mein Zelt auf. Abends im Sonnenuntergang badete ich in dem türkisblauen Meer. Was für ein Lebensgefühl!

Doch noch am Abend meiner Ankunft bemerkte ich eine seltsame Gefühllosigkeit in meinen Zehen. Sie waren weiß und ließen sich kaum noch bewegen. Es waren Anzeichen von Erfrierungen. Bei meiner Alpenüberquerung hatte mir so manches Mal der Schnee in den Schuhen gestanden.

Ich rieb meine Zehen immer wieder, badete sie im warmen Meer und zog dann drei Strümpfe übereinander. Es half nichts. In der folgenden Nacht taten meine Zehen so weh, dass ich keinen Schlaf finden konnte.

Am nächsten Morgen war ich nicht mal mehr in der Lage, zum Meer zu gehen. Ich lag in meinem blauen Zelt auf dem Rücken und wusste nicht, was ich machen sollte. Solche Schmerzen hatte ich noch nie in meinem Leben gehabt. Ich legte mich in den Zelteingang, ließ die Füße heraushängen und von der Sonne bescheinen und überlegte, was ich machen sollte. Mein Brot ging zur Neige und auch Wasser hatte ich kaum noch. Aber ich war nicht fähig, auf mein Moped zu steigen und etwas einzukaufen.

Plötzlich sah ich Kinder am Strand. Ich rief ihnen zu, winkte sie zu mir, aber sie liefen schreiend davon. Das machte mich noch ratloser.

So lag ich viele Stunden auf dem Rücken, unfähig, mich zu bewegen. Irgendwann muss ich eingeschlafen sein. Als ich meine Augen öffnete, erblickte ich die schönste Frau, die ich je in meinem Leben gesehen hatte. Sie hatte tiefschwarze Haare und dunkelbraune Augen, die von schwarzen, langen Wimpern umrandet waren. Sie trug ein knielanges Leinenkleid und hatte ein Tuch um ihre Schultern gebunden, in dem sie ein Kind trug.

Ich bin im Himmel, dachte ich erst. Das kann nur die Jungfrau Maria mit ihrem Kind sein.

Aber die Frau fasste mich an, legte mir ihre Hand auf die Stirn und redete mit mir. Ich versuchte, mich aufzurichten, aber meine Füße taten so weh, dass ich einen leisen Schrei ausstieß. Sie merkte sofort, was los war, schaute sich meine Füße an und sah danach richtig entsetzt aus.

Ich machte ihr ein Zeichen, dass ich etwas zu essen brauchte. Dann kramte ich in meiner Börse und wollte ihr ein bisschen Geld reichen. Aber sie schüttelte energisch den Kopf. Sie redete mit mir, machte mir irgendwelche Handzeichen. Ich verstand sie nicht, aber ich hoffte sehr, dass sie wiederkommen würde.

Und das tat sie auch. Ein paar Stunden später sah ich sie am Strand auftauchen und sie kam direkt auf mein Zelt zu. Wieder trug sie das kleine Kind in ihrem Tuch und diesmal waren auch noch zwei Kinder an ihrer Seite. Die Frau hatte einen Topf bei sich, das eine Kind trug ein Brot, das andere einen Krug mit Wasser. Mir kamen fast die Tränen.

Die schöne Griechin setzte sich zu mir, reichte mir den Topf und einen Löffel. Die Mahlzeit schmeckte nach Fisch und war das allerbeste, was ich je in meinem Leben gegessen hatte. Die Kinder nahmen ebenfalls neben mir Platz und sahen mir beim Essen zu. Ihre Augen waren neugierig auf mich gerichtet. Als ich mit essen fertig war und mir mit der Hand über meinen Mund fuhr, lachte ich und da lachten sie auch.

Die schöne Griechin kümmerte sich nun um meine Füße. Sie massierte sie vorsichtig mit einer Creme und unmittelbar begangen meine Zehen zu brennen. Ich war so froh, dass ich meine Zehen wieder spüren konnte, auch wenn sie furchtbar wehtaten.

Ich hätte dieser Frau so gerne mit Worten gedankt. Stattdessen verständigten wir uns mit Händen und Füßen. Sie kam auch an den weiteren Tagen und versorgte mich, bis es mir endlich wieder besser ging.

Es war Zeit für die Weiterreise. Aber zuvor wollte ich mich bei der Frau für alles bedanken. Ich fuhr in den kleinen griechischen Ort und kaufte einen großen Blumenstrauß auf dem Markt. Für die Kinder besorgte ich bunte Bonbons.

Als ich zu meinem Zelt zurückfuhr, kam ich an einem kleinen blauen Fischerhaus vorbei. Da sah ich die schöne Griechin, ihren bärtigen Mann und drei Kinder vor dem Haus arbeiten. Ich hielt mein Moped an, stieg ab und ging zu der Frau hinüber. Dann reichte ich ihr meine Blumen. Sie lachte wieder dieses blitzende Lachen, das ich so an ihr liebte. Ihr Mann sah vom Holzhacken auf und grüßte zu mir hinüber und nun kamen auch die Kinder angelaufen. Als sie die Bonbons sahen, strahlten sie ebenfalls von einem Ohr zum anderen.

Das war mein Abschied. Ich winkte allen noch einmal zu, stieg dann auf mein Moped, fuhr noch eine Ehrenrunde um das Haus und düste davon.

Die griechische Familie habe ich nicht wiedergesehen, aber ich denke noch oft an diese schöne Frau, die mir damals so geholfen hat. Sie war ein Engel, da bin ich mir heute sicher.

DIE FAMILIENFEIER

Agnes packte ihre Sachen zusammen. In einer Stunde fuhr ihr Zug zum Studienort zurück. Sie freute sich darauf. Es war immer so anstrengend mit ihrer Familie. Eigentlich verging kein Tag, an dem die Mutter sie nicht fragte, ob sie endlich einen Freund hätte.

„Was macht denn die Liebe?", begann diese Fragerei immer. „Gibt es nicht einen attraktiven, netten, jungen Mann im Studium, den du mal einladen könntest?"

Das war leider wirklich ein Problem. Denn es gab keinen netten, jungen Mann an der Universität. Die netten, gutaussehenden Studenten waren vergeben, die anderen waren Agnes einfach zu blöd. Aber weil ihre Mutter immer so drängelte, erfand sie schließlich jemanden.

„Na gut, ich verrate es dir", sagte sie. „Er heißt Paul und studiert Jura und er ist sehr zuvorkommend", behauptete sie.

„Paul?", rief die Mutter überglücklich. „Das ist ja ein schöner Name. Bring ihn doch zu Papas 60. Geburtstag mit", schlug sie vor. „Papa will ein großes Familienfest geben. Es wird bestimmt wundervoll."

„Wundervoll, bestimmt!" Agnes hatte Mühe, nicht in Panik zu geraten. Sie konnte sich schon vorstellen, wie langweilig der Abend wurde. Tante Anni, Onkel Friedrich, Oma, Schwester Regine mit diesem Lackaffen Götz – die ganze liebe Verwandtschaft würde da sein. Und alle wollten Paul sehen, diesen neuen Freund, den es gar nicht gab. Was sollte sie bloß tun?

Unglücklich fuhr Agnes zu ihrem Studienort zurück. Im Zug zerbrach sie sich den Kopf, wie sie aus dieser Situation herauskommen konnte. Zuletzt war ihr klar: Es gab eigentlich nur eine Möglichkeit. Sie musste einen jungen Mann finden, der bereit war, sie zu diesem Familienfest zu begleiten. Aber wer kam da nur in Frage?

Johannes fiel ihr ein. Er wohnte zur Untermiete bei ihrer Nachbarin. Manchmal waren sie zusammen zum Studienseminar gegangen. Ob sie ihn fragen konnte?

Als Agnes Johannes am nächsten Tag auf der Straße traf, wagte sie es.

„Entschuldigung, Johannes, kann ich dich mal was fragen?"

Johannes schob sein Fahrrad neben ihr her. „Klar."

„Ich habe ein riesiges Problem", begann Agnes. „Es ist, weil ... also, mein Vater feiert nächste Woche seinen Geburtstag, und … ich habe erzählt, dass ich einen Freund habe."

„Hmm", machte Johannes und sah sie von der Seite an.

„Na, weil sie doch immer so drängeln. Vor allem meine Mutter", verteidigte sich Agnes schnell.

„Kenn ich", erwiderte Johannes.

Da fiel Agnes ein Stein vom Herzen. Schnell erzählte sie weiter.

„Jetzt wollen sie ihn natürlich gerne kennenlernen und da dachte ich ..."

Immer noch hörte Johannes ganz ruhig zu.

„Was dachtest du?", fragte er.

„Vielleicht könntest du … ich meine, würde es dir etwas ausmachen, wenn du dich an einem Abend als mein Freund ausgibst? Nur für einen Abend?"

Johannes schwieg einen Moment lang. Agnes' Herz klopfte. „Okay, mach ich", sagte er dann.

Agnes konnte es kaum fassen.

Am Geburtstag des Vaters spielte Johannes seine Rolle perfekt. Er flirtete ein bisschen mit Agnes, er lachte mit Regine und er lobte Tante Annis guten Nudelsalat. Als er sogar einen Foxtrott mit Agnes' Mutter tanzte, wurde es Agnes dann aber doch ein bisschen zu viel.

„Wenn du weiter so den perfekten Schwiegersohn spielst, verlangen meine Eltern noch, dass ich dich auf der Stelle heirate", flüsterte Agnes ihm leise ins Ohr. „Dann komm bloß nicht zu mir und beschwer dich."

„Wer behauptet, dass ich mich bei dir beschweren werde?", antwortete Johannes verwundert. Er legte seine Hände um Agnes' Schultern. „Tanzt du auch mal einen Foxtrott mit mir?"

Agnes hatte seit der Tanzstunde keinen Foxtrott mehr getanzt. Sie war überrascht, wie gut Johannes tanzte.

„Macht doch Spaß, oder?“, flüsterte Johannes leise in ihr Ohr. Dabei zog er sie fester an sich. Agnes spürte, wie sie es plötzlich mit der Angst zu tun bekam. Sie wollte keinen Freund. Auch wenn Johannes gut aussah, auch wenn er nett war, auch wenn er gut tanzen konnte.

„Lass mich!“, sagte sie bestimmt. „Wir kennen uns doch eigentlich gar nicht.“

Da hielt er tatsächlich den Abend über etwas mehr Abstand zu ihr.

Eine Woche später klingelte es an ihrer Tür.

„Fräulein Agnes?“, rief ihre Vermieterin. „Ein junger Mann möchte Sie sprechen.“

„Ein junger Mann?“, wunderte sich Agnes und trat aus ihrer Zimmertür. Dann zuckte sie zusammen. Vor ihr stand Johannes.

„Es wäre schön, wenn du dich revanchieren würdest“, sagte er. „Mein Onkel Karl wird 80. Er lädt mich heute Abend zu seiner Geburtstagsfeier ein und ich brauche eine vorzeigbare Freundin“, meinte er.

Agnes lächelte. War doch Ehrensache, dass sie ihm aus der Patsche half.

Onkel Karl feierte seinen Geburtstag in einem großen Zelt, das mitten in einer Schrebergartensiedlung aufgebaut war. Arm in Arm betraten Johannes und Agnes die kleine Schrebergartensiedlung.

„Seit wann hat dein Onkel diesen Schrebergarten?", fragte Agnes neugierig.

„Solange ich denken kann", versuchte Johannes, die laute Musik zu übertönen. „Er feiert immer hier."

Er drückte Agnes an sich. „Wir müssen richtig verliebt wirken. Meine Familie erwartet das", murmelte er.

Da schlang Agnes spontan ihre Arme um Johannes' Hüften und drückte ihm einen Kuss auf die Wange.

„Kann auch gerne ein Kuss auf den Mund sein", murmelte Johannes entzückt. „Meine Mutter steht dort hinten und beobachtet uns. Sie sieht ganz begeistert aus."

„Wo ist deine Mutter denn?", fragte Agnes leise.

Johannes machte eine Kopfbewegung in Richtung Theke. Tatsächlich. Dort stand eine dunkelhaarige Frau, die Agnes freundlich anschaute. Jetzt kam sie direkt auf Johannes und Agnes zu. Agnes spürte, wie Johannes' Körper sich versteifte und wie er versuchte, Agnes zur Tanzfläche zu schleifen.

„Was ist los?", wunderte sich Agnes. „Wollen wir nicht deine Mutter begrüßen? Stell mich ihr doch vor. Sie freut sich bestimmt."

Johannes brummte eine Antwort, die Agnes nicht verstand. In diesem Moment war die Frau auch schon bei ihnen.

„Sind Sie beide auch Besitzer eines Schrebergartens?", wollte sie wissen. „Ich habe Sie noch nie hier gesehen."

„Wir wohnen hier in der Nähe", erklärte Johannes hastig. „Wir haben die Musik gehört und mal vorbeigeschaut."

„Herzlich willkommen. Bitte amüsieren Sie sich bei uns", sagte die Frau herzlich. Sie nickte Agnes freundlich zu und entfernte sich wieder. Noch bevor Agnes begreifen konnte, was hier vor sich ging, entdeckte sie das Schild, das in der Ecke des Festzeltes hing: „Willkommen zur Erntefeier der Kleingartensiedlung", stand darauf.

„Ein merkwürdiger Geburtstag von Onkel Karl ", platzte Agnes nun verärgert heraus. „Und auf die Erklärung, warum deine Mutter ‚Sie' zu dir sagt, bin ich auch schon gespannt."

Johannes war rot geworden. „Es war eine Notlüge", erklärte er mit gespielter Verzweiflung. „Ich wollte dich unbedingt wiedersehen. Aber ich wusste, dass meine Chancen nicht gerade die besten bei dir sind. Da blieb nur diese armselige Ausrede mit Onkel Karls 80. Geburtstag."

„Und wahrscheinlich gibt es auch noch nicht einmal einen Onkel Karl!", meinte Agnes.

„Richtig geraten. Aber dafür habe ich einen Onkel Fritz. Doch der wird erst in vier Jahren 80."

Agnes wusste nicht, was sie dazu sagen sollte. Schweigend gingen sie nebeneinander zu Agnes' Wohnung zurück.

„Agnes, sag doch bitte was", platzte Johannes schließlich heraus. „Okay, ich habe dich belogen. Ich habe gar keine Verwandten in diesem Ort. Ich wollte dich lediglich wiedersehen. Verstehst du das denn nicht? Ich habe mich halt ... ich meine, vielleicht habe ich mich ein bisschen in dich ... Tatsache ist jedenfalls, dass ich dich ziemlich gerne habe", vollendete er den Satz schließlich verlegen und blinzelte verstohlen zu Agnes hinüber.

Agnes war stehen geblieben. Nachdenklich sah sie Johannes an. Ihr Ärger war schon längst verflogen. Sie fand beinahe schon süß, welchen Aufwand Johannes nur wegen ihr betrieben hatte.

„Weißt du was", sagte sie plötzlich. „Eigentlich bin ich heilfroh, dass dein Onkel Karl heute gar nicht Geburtstag hat."

„Waaas?" Johannes glaubte, falsch verstanden zu haben.

„Aber ja! Dann können wir wenigstens mal zusammen tanzen gehen. Kannst du Boogie-Woogie tanzen?"

„Oh klar", lachte Johannes und gab ihr einen flüchtigen Kuss auf die Nase. „Bin ich froh, dass du nicht böse auf mich bist!"

„Und bin ich froh, dass wir diesen Abend für uns alleine haben!", lachte Agnes.

Hand in Hand liefen sie Richtung Innenstadt.

FRÄULEIN GRÜNBERG

Wir waren 18 und unser Direx meinte immer, wir wären die schrecklichste Klasse der ganzen Schule. Wir wären dumm, faul und zu allem Überfluss auch noch unhöflich.

Das störte uns nicht. Wir waren in der Unterprima. Uns gehörte die Welt.

Es war gerade Stundenwechsel. Oberstudienrat Grebert, den wir immer Griesbert nannten, hatte unseren Klassenraum verlassen. Nun war Deutschunterricht bei dem alten Glöckner dran. Der alte Glöckner – wir nannten ihn immer den Glöckner von Notre Dame – war bereits seit vielen Jahren pensioniert, aber weil unsere Lehranstalt keinen anderen Lehrer fand, unterrichtete er uns in Vertretung immer noch. Sein Unterricht war eine Katastrophe. Wir gingen über Tisch und Bänke, gaben dumme Antworten oder schliefen ein.

Auch jetzt drehten einige von uns wieder völlig durch. Martin Mühlbach zum Beispiel war auf das Lehrerpult gestiegen. Er hielt ein gelbes Heftchen in der Hand und zitierte Schillers „Glocke".

„Von der Stirne heiß, rinnen muss der Schweiß", blökte er gerade.

„Der Direx!", hörten wir Hans brüllen, der den Flur beobachtete. Martin sprang so schnell er konnte vom Tisch und hechtete zu seinem Stuhl hinüber. Dann wurde es still.

Der Direx betrat die Klasse – und nicht nur er. Hinter ihm erschien eine junge, hübsche Frau mit weißer Bluse, blauem Faltenrock und Perlonstrümpfen. Ihre blonden Haare hatte sie hochgesteckt. Sofort sprangen wir aus unseren Tischreihen und standen stramm.

„Guten Morgen!", rief der Direx.

„Guten Morgen, Herr Direktor", antworteten wir im Chor. Dann starrten wir zu der jungen Frau hinüber. Martin Mühlbach glotzte sogar so sehr, dass ihm die Augen fast aus dem Kopf quollen.

„Meine Herren, darf ich Ihnen Fräulein Grünberg vorstellen!", sagte unser Direx und sofort brüllten wir im Chor: „Guten Morgen, Fräulein Grünberg!"

„Setzen!", ordnete der Direx an. Das taten wir auf der Stelle. Danach wurde es so still, dass man eine Stecknadel hätte fallen hören.

„Fräulein Grünberg wird ab heute den Deutschunterricht übernehmen", erklärte der Direx. „Herrn Glöckner ist nun endlich der verdiente Ruhestand vergönnt."

Wir nickten, erleichtert und erfreut.

„Dann wünsche ich Ihnen mit den Herren einen erfolgreichen Unterricht", sagte der Direx zu Fräulein Grünberg gewandt. „Und sollten die Herren Probleme machen, sagen Sie es mir bitte. Die werden dann ab sofort Privatunterricht bei mir bekommen."

Privatunterricht? Das hörte sich nicht sehr gut an. Für uns war klar, dass wir keine Sekunde Unterricht bei dieser attraktiven Junglehrerin verpassen wollten.

Als der Direx die Klasse verlassen hatte, wandte sich Fräulein Grünberg zur Tafel um. Sie war wie immer mit allerlei Albernheiten vollgeschmiert.

„Wer hat Tafeldienst?", fragte sie.

Martin und ich stürzten nach vorn. Beinahe wären wir mit den Köpfen zusammengestoßen. Martin wischte nass, ich trocken. Danach blitzte die Tafel, wie sie noch nie geblitzt hatte. Gerade wollten wir uns auf die Plätze setzen, da packte Fräulein Grünberg Martin am Ärmel seines Pullovers.

„Würden Sie bitte hier vorn bleiben und uns noch einmal Schillers ‚Glocke' zitieren? Wir werden uns nämlich in der nächsten Zeit mit Friedrich Schiller befassen."

Martin wurde knallrot. Er konnte von Schillers „Glocke" nur diesen einen Vers mit dem Schweiß aufsagen. Mehr nicht.

„Ich … ich kann sie nicht so richtig", stammelte er.

„Dann sollten Sie Schillers ‚Glocke' zu morgen auswendig lernen", fuhr Fräulein Grünberg fort. „Außerdem beginnen wir morgen mit dem Drama ‚Kabale und Liebe'."

„Liebe", flüsterte Martin und verdrehte verzückt die Augen.

Fräulein Grünberg lächelte gütig.

„Wie schön, dass Sie so ein Interesse an der Lektüre zeigen", sagte sie.

Von diesem Tag an, fieberten wir den Deutschstunden entgegen. Natürlich hatten wir alle den Lektüretext gelesen. Wir konnten Schillers „Glocke" auswendig und überhaupt waren wir in Deutsch mit einem Mal so fleißig, dass unser Direx uns kaum wiedererkannte. Martin kam sogar hin und wieder mit weißem Oberhemd und Krawatte zum Unterricht. Er hatte Brisk in die Haare geschmiert, saß in der ersten Reihe und blickte Fräulein Grünberg schmachtend an. Doch auch wir anderen taten alles für sie. Wir machten sogar unsere Hausaufgaben.

Eines Tages, als wir gerade wieder in die Lektüre vertieft waren, klopfte es an der Tür. Herr Ortmann, Studienrat vom Mädchengymnasium nebenan, betrat die Klasse.

Wir sprangen auf und begrüßten ihn im Chor. Frau Grünberg sah ihn zunächst verwundert an, dann lächelte sie und wurde ein bisschen rot. Auch Studienrat Ortmann lächelte und errötete.

„Entschuldigung. Ist Oberstudienrat Glöckner nicht da?", fragte Herr Ortmann und wir erklärten ihm, dass der seit einiger Zeit in Pension gegangen sei.

„Was für eine reizende Vertretung!", flötete Studienrat Ortmann und reichte Fräulein Grünberg die Hand. „Ich bin Deutschlehrer am Mädchengymnasium. Es würde mich freuen, wenn wir uns hin und wieder austauschen könnten. Wir haben gerade ein Theaterstück eingeübt und es wäre schön, wenn Sie mit Ihrer Klasse zu uns rüberkommen, um es anzuschauen."

Wieder lächelte er und errötete noch ein bisschen mehr und auch Fräulein Grünbergs Gesicht nahm eine tiefrote Farbe an.

Wir beobachteten die beiden eifersüchtig. Das war unser Fräulein Grünberg und die ließen wir uns nicht von so einem milchgesichtigen Lehrer des Mädchengymnasiums wegnehmen. Als Herr Ortmann gegangen war, bemühten wir uns, Fräulein Grünberg noch aufmerksamer zuzuhören als bisher. Überhaupt entwickelten wir uns bei ihr zu der höflichsten und aufmerksamsten Klasse, die unsere Lehranstalt je gesehen hatte.

Nachmittags trafen Martin, Hans, Richard und ich uns häufig in der Stadt. Früher hatten wir oft zusammen Fußball gespielt. Jetzt gingen wir zusammen durch die Stadt, redeten miteinander und fühlten uns wichtig. Martin hatte eine Zigarette dabei. Die rauchten wir gemeinsam.

„Wollen wir ein bisschen kneipen gehen?", schlug Martin vor. Das war eine gute Idee. Wir warfen unser Geld zusammen. Es reichte für ein Bier in der „Roten

Laterne", der Kneipe in unserer Stadt, in der sich alle trafen.

Wir setzten uns an einen Platz im hinteren Raum, bestellten Bier und rauchten eine zweite Zigarette zusammen. Plötzlich sahen wir, dass Martin wieder seine Froschaugen bekam.

„Was ist los?", fragten wir ihn. „Was machst du für ein Gesicht?"

Martin zog den Kopf ein. Dann beugte er sich zu uns hinüber.

„Da hinten am Fenster sitzt Fräulein Grünberg", flüsterte er uns zu. „Und ihr gegenüber ..."

„Wer denn? Sag schon!", drängten wir.

„Studienrat Ortmann", hauchte Martin und wurde dabei ganz weiß.

Nun schauten wir alle zum Fenster hinüber. Wir sahen, wie Studienrat Ortmann Fräulein Grünbergs Hände ergriffen hatte und mit ihr redete. Jetzt schienen sie uns zu bemerkten. Fräulein Grünberg drehte sich zu uns um, ließ aber eine Hand in seiner. Mit der anderen Hand winkte sie uns fröhlich zu.

„Sie macht sich noch nicht mal die Mühe, ihre Liaison vor uns zu verbergen", flüsterte Martin. Er war wirklich fertig mit den Nerven.

Der Abend verlief schweigend. Wir hatten keine Lust mehr auf Bier und Zigaretten.

Als wir gingen, waren Fräulein Grünberg und Herr Ortmann bereits verschwunden. Doch im Schein der Laterne sahen wir zwei Menschen, die sich umarmten.

Bedrückt gingen wir nach Hause.

Damit war es dann vorbei mit unserer innigen Liebe zu Fräulein Grünberg. Meine Liebe zur Literatur aber ist geblieben. Nach dem Abitur ging ich zum Lehramtsstudium nach Köln und seit vielen Jahren bin ich nun Studienrat für Deutsch und Geschichte. Das habe ich mit Sicherheit meiner ersten Liebe Fräulein Grünberg zu verdanken.

Karamellbonbons in der Manteltasche

Als Frieda mit ihrer Freundin Elfie auf den Schulhof ging, wehte ihr ein rauer Wind entgegen. Schnell setzte Frieda ihre Mütze auf und zog die Handschuhe aus der Manteltasche. Dabei fielen ihr zwei Karamellbonbons vor die Füße.

„Karamellbonbons!", rief Elfie begeistert. „Woher hast du die denn?"

„Keine Ahnung", wunderte sich Frieda und reichte ihrer Freundin eins.

„Vielleicht hast du ja einen heimlichen Verehrer und der steckt dir Bonbons in die Tasche", kicherte sie.

„Das fehlte gerade noch", grinste Frieda. „Jungs sind einfach nur blöd."

Frieda hatte nämlich drei Brüder zu Hause. Sie waren laut und wild, kämpften immer miteinander und waren nie bereit, bei der Hausarbeit zu helfen. Sie waren eine Plage für die Menschheit, das stand fest. Auf einen Verehrer hatte Frieda überhaupt keine Lust.

Als Frieda am nächsten Tag in ihre Manteltasche griff, hielt sie ein Glanzbild in der Hand: einen Blumenkorb mit roten Rosen, darauf silberner Glitzer.

„Und? Hast du heute schon Bonbons von deinem Verehrer bekommen?", neckte Elfie sie.

„Nein", antwortete Frieda schnell. Von dem Bild erzählte sie nichts. Vielleicht war das alles nur Zufall. Vielleicht war es auch ein Irrtum. Das konnte schnell passieren. Viele Mädchen hatten einen dunkelblauen Wintermantel. Vielleicht verwechselte jemand einfach ihren Mantel mit einem anderen.

Doch als Frieda am dritten Tag in ihre Manteltasche griff, hatte sie einen Riegel Schokolade in der Hand. Er war in Silberpapier eingewickelt. Außerdem fand sie einen kleinen Zettel. „Für Frieda" stand darauf und darunter war ein kleines Herzchen gemalt. Das konnte also doch kein Irrtum sein!

Wer war der unbekannte Verehrer wohl? Er musste eigentlich in ihre Schule gehen. Wie sonst konnte er sich an ihrem Mantel zu schaffen machen?

Frieda begann, die Jungen um sie herum genauer zu beobachten. Da gab es zwei Jungen aus der

Parallelklasse, die sie auf dem Schulhof oft beobachteten. Und dann war da noch der Nachbarsjunge Klaus-Dieter, der öfter mit ihr zusammen zur Schule ging. Aber im Grunde konnte sich Frieda nicht vorstellen, dass diese Jungen ein Auge auf sie geworfen hatten.

Immer wenn Frida ihren Mantel auf den Garderobenhaken des Schulflures gehängt hatte, wartete sie noch einen Augenblick und schaute um sich, aber sie sah niemanden, der sich für ihren Mantel interessierte.

Auch heute wartete Frieda noch einen Moment bei der Garderobe. Doch da kam schon Lehrer Schneider den Flur entlang. Frieda beeilte sich, in die Klasse zu kommen, und der Matheunterricht begann.

Plötzlich hörten sie auf dem Flur einen Lehrer laut schimpfen. Dann wurde die Klassentür mit einem Ruck aufgestoßen. Lehrer Meistermann stand im Türrahmen.

„Entschuldigen Sie die Störung“, polterte er. „Aber ich habe hier einen Dieb gestellt.“ Und nun schubste er einen Jungen in den Klassenraum hinein. Der Junge hatte den Kopf gesenkt, aber Frieda erkannte sofort, dass es sich um Elfies Bruder Simon handelte.

„Dieser Junge“, polterte Meistermann weiter, „hat sich an einem Mantel zu schaffen gemacht. Er durchsuchte die Manteltaschen nach Geld. Jetzt war er gerade an diesem blauen Mantel angekommen. Wem gehört er?“

Meistermann hielt einen blauen Mantel hoch und Frieda erkannte, dass es sich um ihren Mantel handelte. Einen Moment zögerte sie.

„Das ist mein Mantel“, meldete sich plötzlich Elfie. „Mein Bruder Simon wollte wohl nur unseren Hausschlüssel aus meiner Tasche nehmen. Unsere Eltern sind nämlich heute nicht da.“

Simon sah jetzt auf. Einen Moment lang sah er Elfie verwundert an. Dann schaute er kurz zu Frieda hinüber.

„Stimmt das?“, knurrte Meistermann und schüttelte Simon unsanft. „Antworte gefälligst.“

„Das stimmt!“, bestätigte Simon hastig.

Da ließ Lehrer Meistermann Simon los. „Dann entschuldige“, murmelte er ein bisschen verschämt. „Und entschuldigen Sie bitte die Störung“, wandte er sich seinem Kollegen Schneider zu. Der machte eine wegwerfende Handbewegung.

Simon machte sich auf der Stelle aus dem Staub.

Der Matheunterricht ging weiter, doch Frieda hatte Mühe, sich zu konzentrieren.

Warum war Simon an ihrem Mantel gewesen? War er derjenige, der ihr die Bonbons in die Tasche gesteckt hatte? War er es mit dem Zettel und dem kleinen Herzen?

Sie wandte sich ihrer Freundin Elfie zu.

„Wusstest du es?", flüsterte sie ihrer Sitznachbarin Elfie zu. „Wusstest du, dass es Simon war, der mir die Bonbons in die Manteltasche gesteckt hat?"

Elfie nickte. „Ich habe es mir gedacht", antwortete sie. „Er wollte nämlich gestern ein Glanzbild von mir haben."

„Oh", flüsterte Frieda. „Das hatte ich gestern in der Manteltasche."

Die beiden kicherten nun so laut, dass Lehrer Schneider verärgert zu ihnen hinüberschaute.

„Frieda, kannst du mal das Einmaleins mit 8 aufsagen!", forderte er sie auf.

Frieda konzentrierte sich.

„8, 16, 24 …", zählte sie auf.

Die Mathestunde ging weiter, aber Frieda konnte die große Pause kaum erwarten.

Als Frieda auf den Schulhof kam, sah sie Simon auf der kleinen Mauer sitzen, die den Hof umschloss. Sie wollte auf ihn zugehen, aber genau in dem Moment stand er auf und ging zu seinen Klassenkameraden hinüber. Zweifellos, er traute sich nicht.

Braune Jacke, dachte Frieda. Das muss ich mir merken.

Als Simon einen Tag später seine Jacke anzog und seine Hände in die Taschen steckte, fand er ein kleines Päckchen darin. Er öffnete es vorsichtig. Ein kleiner Holzkreisel steckte darin. Er war in ein Stück Papier eingewickelt.

„Danke", stand darauf. Und dahinter war ein kleines Herzchen gemalt.

DIE LIEBESBOTSCHAFT

„Oma? Hier riecht es so gut. Machst du Pfannkuchen? Meine Enkeltochter Britta schob sich in meine Küche.

„Ja, Pfannkuchen mit Rosinen. Heute hatte ich mal wieder richtig Appetit darauf“, antwortete ich.

Britta ließ sich sofort auf den Küchenstuhl fallen. „Darf ich bei dir essen? Bei Mama gibt es wieder Vegetarisches mit viel Gemüse.“

Ich unterdrückte ein Lächeln. Meine Schwiegertochter bemühte sich immer, so furchtbar gesund zu leben, aber manchmal übertrieb sie es wirklich. Ich aß auch gerne Gemüse aus meinem Garten, aber sich immer nur von gesunden Sachen zu ernähren, erschien mir doch etwas zu viel des Guten.

„Du musst aber erst die Mama fragen“, ermahnte ich Britta.

Das hatten wir so abgemacht. Schließlich wollte ich mich nicht in die Erziehung meiner Enkel einmischen.

Britta brummte eine Antwort und verschwand. Aber schon nach kurzer Zeit war sie wieder da.

„Ich darf", verkündete sie. Und dann futterte sie vier dicke Pfannkuchen mit einer Extraportion Rosinen.

Danach kuschelte sich Britta in eine Decke ein und machte es sich in meinem dunkelroten Ohrensessel bequem. Ich betrachtete sie genauer. Sie sah heute so nachdenklich aus. Ein bisschen traurig vielleicht sogar. Ich hatte das Gefühl, dass sie etwas auf dem Herzen hatte, aber ich wollte sie nicht drängen. So zog ich mein Strickzeug aus dem Körbchen, setzte mich auf mein Sofa und begann zu stricken.

Britta sah mir eine Weile zu. Dann seufzte sie leise.

„Oma?", fragte sie. „Warst du schon mal so richtig verliebt?"

„Aber natürlich", lachte ich.

„Und in wen?", bohrte Britta weiter. „In Opa?"

„Natürlich war ich in Opa verliebt", erzählte ich. „Und vor ihm in Rudi und davor in Dietmar. Aber das ist schon lange her."

Britta dachte nach. Ich wartete geduldig. Ich wusste genau, sie würde es irgendwann erzählen. Sie wusste, dass ihre großen und kleinen Geheimnisse gut bei mir aufgehoben waren.

„In meiner Schule gibt es einen Jungen, in den alle verliebt sind", fuhr Britta fort. „Er heißt Dennis."

„Und du?", fragte ich. „Bist du auch in ihn verliebt?"

Britta schwieg eine Weile. Dann nickte sie und kuschelte sich tiefer in ihre Decke.

„Aber er hat mich überhaupt noch nicht bemerkt", murmelte sie leise.

„Und was hast du bis jetzt gemacht, um ihn auf dich aufmerksam zu machen?", wollte ich wissen.

Britta überlegte. „Eigentlich nichts", gab sie zu.

Wir schwiegen eine Weile.

„Die anderen Mädchen schreiben ihm immer", berichtete Britta weiter. „Die sind alle bei TikTok. Weißt du, da kann man sich dann am Computer schreiben und dann … ach, das kapierst du doch nicht …"

Ich sagte nichts dazu. Sie hatte ja Recht. Von Computern verstand ich nichts. Von TikTok hatte ich zwar gehört, aber wie das ging, wusste ich nicht.

„Wenn ihm alle über dieses TikTok schreiben, ist es ja nichts Besonderes", meinte ich. „Du solltest dir etwas Außergewöhnliches aussuchen, wenn du ihn auf dich aufmerksam machen willst, finde ich."

Britta nickte. „Aber was?"

„Als ich so schrecklich in Dietmar verliebt war, habe ich ihm einen Brief mit unsichtbarer Tinte geschrieben", fiel mir ein.

Britta lachte laut. „Einen Brief, wie süß. Das ist ja altmodisch." Dann sah sie mich aufmerksam an. „Mit unsichtbarer Tinte? Wie hast du das gemacht?"

„Gepresster Zitronensaft. Wenn man das Blatt hinterher bügelt, kann man die Schrift sichtbar machen."

Britta lachte. „Und, hat er es kapiert?"

Ich dachte an Dietmar und lachte. „Dazu war er wirklich zu dämlich", sagte ich. „Darum passte er dann auch nicht zu mir. Dein Opa aber, der hat es sofort durchschaut. Und er hat mir einen Brief zurückgeschrieben, der war voller Zahlen. Er hatte sich diese Geheimschrift mit Zahlen ausgedacht. Die musste ich dann mühsam entziffern."

Ich lachte noch lauter und dachte daran, wie wir uns danach jeden Tag geschrieben hatten – und immer neue Geheimschriften erfanden. Das war wirklich eine spannende Zeit.

Britta sah mich nachdenklich an und zog die Decke noch enger um sich. „Ein Brief mit unsichtbarer Tinte. Das ist wirklich interessant", murmelte sie.

Wieder überlegte sie eine Weile. Ich wählte eine neue Farbe für meine Strickarbeit und strickte dann weiter.

„Kannst du mir mal zeigen, wie das mit der unsichtbaren Tinte geht?", wollte Britta schließlich wissen. „Vielleicht gefällt es Dennis ja auch. Und es ist zumindest mal etwas Besonderes."

„Außerdem kannst du so herausbekommen, ob dein Dennis ein Dummkopf oder ein Schlaufuchs ist", sagte ich. „Und von einem Dummkopf solltest du besser die Finger lassen."

Britta lachte laut. Sie warf die Decke auf die Seite und kam aus dem Sessel gekrochen.

„Also los!", rief sie.

Es dauerte eine Weile, bis ich die Sachen beisammenhatte: Zitronen, eine Zitronenpresse und einen Federhalter mit einer Feder. Britta überlegte in der Zwischenzeit, was sie schreiben sollte.

„Wie findest du das? *Lieber Dennis! Ich habe mich in dich verliebt.*", schlug sie vor.

Ich war ziemlich sprachlos. „Das ist ja wirklich, als wenn du mit der Tür ins Haus fällst", meinte ich. „Wenn man schon unsichtbare Tinte benutzt, sollte man auch etwas Romantisches schreiben."

Jetzt sah Britta ganz ratlos aus.

„Und was?"

Ich überlegte eine Weile. Dann fiel mir ein wunderschöner Spruch ein, den ich mal in ein Poesiealbum geschrieben hatte: *Die Erde braucht Regen. Die Sonne braucht Licht. Der Himmel braucht Sterne und ich brauche dich!*

Britta war begeistert. Sie nahm das Blatt, das ich ihr gegeben hatte, tauchte die Feder in den Zitronensaft und schrieb. Sie beendete den Brief mit: *Deine Britta*.

Dann schrieb sie Dennis' Adresse auf den Briefumschlag, ließ sich von mir eine Briefmarke geben und brachte ihn zur Post.

Keine zwei Tage später kam sie die Treppe zu mir hinaufgepoltert, immer zwei Stufen auf einmal nehmend.

„Oma!", brüllte sie. „Ich glaube, er hat geantwortet!"

Sie hielt mir einen Zettel unter die Nase.

„Hier, riech mal. Der riecht nach Zitrone. Er lag heute in meinem Englischbuch."

Ich roch an dem Brief. Tatsächlich. Er roch nach Zitrone. Und wenn man ihn gegen das Licht hielt, konnte man feine gelbe Abdrücke erkennen. Kein Zweifel, jemand hatte in Geheimschrift geschrieben.

„Wir können die Schrift mit dem Bügeleisen sichtbar machen", sagte ich zu meiner Enkeltochter, und als sie so drängte, holte ich schnell mein Bügelbrett und mein Bügeleisen hervor. Vorsichtig bügelten wir das Papier. Eine braune Schrift wurde langsam sichtbar.

Britta wurde ganz nervös. Endlich war die Schrift lesbar.

„Du bist mein Glück, du bist mein Meer, auch wenn du spinnst, ich lieb dich sehr", las Britta vor. Dann folgte ein weiterer Satz: *„Treffen wir uns morgen um 15 Uhr an der Eisdiele?"*

Britta schrie auf und presste die Hände vor den Mund.

Dann umarmte sie mich.

„Omi, er mag mich. Er will mich treffen!", rief sie. „Oh danke, wenn ich dich nicht gehabt hätte."

Ich musste lachen.

Manchmal konnte das Leben doch wirklich einfach sein.

EINE GUTE DIÄT

Gisela hatte immer ein bisschen Herzklopfen, wenn die Gruppensitzung ihrer Diätgruppe anstand. Seit einem halben Jahr ging sie regelmäßig in diese Gruppe. Sie hatte schon so lange viel zu viel Gewicht auf den Hüften und wollte unbedingt abnehmen. Seit Gisela in der Gruppe war, hatte sie bereits sieben Kilo verloren. Noch vier Kilo fehlten bis zu ihrem Wunschgewicht. Aber diese vier Kilo waren hartnäckig.

Auch Rüdiger ging in diese Gruppe. Er war der einzige Mann, aber das störte ihn nicht. Gisela und Rüdiger saßen oft nebeneinander. Sie verstanden sich gut und seit er in der Gruppe war, war Gisela das Abnehmen noch viel leichter gefallen. Fast jeden Tag telefonierten sie miteinander. Hin und wieder gingen sie auch zusammen aus, natürlich nur auf ein Glas Mineralwasser oder eine Tasse Tee. Dann erzählten sie sich von ihren Erfolgen, sprachen über die Probleme beim Abnehmen und tauschten neue Rezepte aus.

„Gisela hat wieder ein Kilo abgenommen", rief Simone, die Gruppenleiterin, und trug das Gewicht in eine Tabelle ein.

„Toll, Gisela!", gratulierten ihr die anderen.

Rüdiger zwinkerte ihr zu. „Eines Tages fällst du noch in einen Gitterrost", witzelte er.

Gisela strahlte. Seit sie in dieser Diätgruppe war, hatte sie neues Selbstvertrauen bekommen.

Als sie nach der Gruppensitzung durch die Stadt bummelte, beschloss sie, sich für das Abnehmen zu belohnen. Sie sollte sich vielleicht mal wieder einen neuen Lippenstift kaufen – oder ein neues Kleid …

Nachdenklich schlenderte Gisela durch die Innenstadt. Ausgerechnet heute schienen nur Liebespaare unterwegs zu sein: Auf der Bank am Marktplatz saß ein Pärchen Hand in Hand, vor dem Kaufhaus wartete ein Mann mit einer Rose in der Hand und im Café am Marientor hatte ein Mädchen den Kopf auf die Schulter eines Jungen gelegt. Gisela seufzte. Es war zu traurig, dass sie immer noch keinen neuen Partner hatte. Seit drei Jahren war sie nun allein.

Sie musste an Rüdiger denken. Mit dem konnte sie sich mehr vorstellen als nur eine Freundschaft, aber er war immer so schüchtern und zurückhaltend. Dabei hätte sie ihn zu gerne mal in den Arm genommen oder seine Hand ergriffen. Aber das traute sie sich nicht.

Wieder kam Gisela ein Pärchen entgegen. Das war ja wirklich schrecklich heute. Gisela schlug den Weg über den Kirchplatz ein. Die Kirmes sollte dort morgen beginnen. Erste Kirmesbuden waren bereits aufgebaut und es roch nach gebackenen Waffeln und gebrannten Mandeln. Der Duft stieg Gisela direkt in die Nase. Gisela wusste selbst nicht, wie es kam. Ihre Füße setzten sich wie von allein in Bewegung und sie fand sich plötzlich vor einem bunten Kirmesstand wieder. Der Verkäufer lächelte ihr zu. Gisela zögerte. Gebrannte Mandeln standen nicht auf ihrem Diätplan. Sie sollte darum schnellstens weitergehen.

„Los, geh weg!", dachte Gisela. Aber ihre Beine gehorchten ihr nicht. Im Gegenteil.

„Eine Tüte Mandeln!", flüsterte sie mit kratziger Stimme.

Der Verkäufer reichte sie ihr und nahm das Geld in Empfang. Gisela hatte das Gefühl, dass er schadenfroh grinste. Schnell ging sie weiter. Die Tüte Mandeln brannte wie Feuer in ihrer Hand und sie steckte sie schnell weg.

„Au, verdammt, können Sie nicht aufpassen, wo Sie ... Mensch, hallo, Rüdiger!" Gisela stockte der Atem. Sie war Rüdiger direkt in die Arme gelaufen.

„Hallo Gisela!" Rüdiger sah verlegen aus. Er hielt einen saftigen Berliner in der Hand. Jetzt versuchte er, ihn hinter seinem Rücken zu verbergen.

Gisela lachte schallend. „Weißt du, was ich habe?", gestand sie. Sie fasste in ihre Jackentasche und hielt Rüdiger die gebrannten Mandeln unter die Nase.

Rüdiger stimmte in ihr Lachen mit ein. „Das darf doch nicht wahr sein!", rief er. „Da haben wir uns ja beide erwischt."

Dann umarmte er Gisela spontan und drückte sie fest an sich. Giselas Herz klopfte.

„Eigentlich bist du schuld an der Sache", berichtete Rüdiger. „Ich musste nämlich an dich denken, und dann stand ich plötzlich in dem Café mit diesem Berliner in der Hand."

Gisela prustete laut los. „Ich habe auch an dich gedacht, bevor ich mir die Mandeln kaufte. Heute waren nur Liebespärchen unterwegs und da dachte ich … ich dachte daran …" Sie wurde ein bisschen rot.

„Verstehe!", nickte Rüdiger. „Ich habe mich nämlich noch nie getraut, dir zu sagen, wie gerne ich dich mag", murmelte er verlegen.

Giselas Herz machte einen wilden Satz.

„Ich mag dich auch", sagte sie leise.

„Was hältst du davon, wenn wir zukünftig zusammen durch dick und dünn gehen?", schlug Rüdiger vor und legte seinen Arm um Gisela.

„Dann sollten wir aber zuerst mit dem Dünn anfangen", antwortete Gisela glücklich.

Rüdiger lachte. Er drehte den Berliner in den Händen und wusste offenbar nicht mehr, was er damit machen sollte.

„Was meinst du? Wir teilen uns deinen Berliner und wenn wir unser Wunschgewicht erreicht haben, teilen wir uns meine Tüte Mandeln?", schlug Gisela vor.

„Keine schlechte Idee", nickte Rüdiger. Er teilte den Berliner in zwei Hälften, sodass beide auch etwas von der köstlichen Marmelade abbekamen. Dann fasste Rüdiger Giselas Hand und sie legte ihren Kopf an seine Schulter.

Zu zweit ließ es sich einfach leichter abnehmen. Und gemeinsam durchs Leben zu gehen, war auch viel schöner.

BLIND VOR LIEBE

Sie hieß Madeleine, wohnte in der Wohnung unter mir und war Sängerin am Theater am Neumarkt. Hin und wieder hörte ich, wie sie ihre Tonleitern rauf und runter sang. Dann blieb ich eine Weile vor ihrer Tür stehen und horchte. Ihre Stimme hatte einen einmalig weichen Klang.

Einmal, als ich wieder vor ihrer Tür stand und mir das Ohr an der Holztür platt drückte, wurde sie geöffnet und sie stand im Türrahmen. Sie trug ein schwarzes, enges Kleid und hatte eine rote Stola über ihre Schultern gelegt. Ihre Hände steckten in schwarzen Handschuhen. Sie hielt eine Zigarette in der Hand, die sie in eine Zigarettenspitze gesteckt hatte. Als sie mich sah, blies sie mir den Rauch direkt ins Gesicht.

„Was machen Sie denn da?", fragte sie.

Ihre Stimme hatte einen leichten französischen Akzent.

Ich spürte, wie mein Gesicht brannte. Bestimmt war ich knallrot geworden.

„Ich, ich … mein Schuhband hatte sich gerade gelöst", stotterte ich.

Madeleine lachte ein heiseres Lachen.

„Dann sollten Sie einen Doppelknoten hinein machen", sagte sie und schloss die Tür wieder vor meiner Nase.

Wie ein begossener Pudel stand ich da und starrte auf die Tür. Dann schlich ich kleinlaut die Treppe hinauf.

Inge, die Bewohnerin der Nachbarwohnung, war meine beste Freundin. Sie hatte das Gespräch zufällig mitgehört, stand nun ihrerseits in der Tür und wartete auf mich. Als sie sah, wie ich die Treppe hinaufgekrochen kam, lachte sie schallend.

„Ein Doppelknoten, das ist ja zu komisch", grinste sie. „Ich wusste gar nicht, dass diese Diva Humor hat."

„Sie ist so wundervoll", schwärmte ich und ließ mich bei Inge auf den Küchenstuhl fallen. „Wenn ich nur wüsste, wie ich sie für mich gewinnen kann. Sie ist die Liebe meines Lebens."

Inge verdrehte die Augen. „Ich bin erstaunt, wie romantisch du sein kannst“, meinte sie. „Aber wenn du einen Tipp haben möchtest: Kauf ihr Blumen und lad sie zum Essen ein.“

Ich musste laut seufzen. Das war ja genau mein größtes Problem. Mein Gehalt reichte gerade für die Miete.

Als ich am nächsten Tag nach Hause kam, sah ich die schöne Madeleine einen Eimer Kohlen die Treppe hinaufschleppen. Mit einem Satz war ich bei ihr.

„Eine schöne Frau wie Sie sollte nicht so eine schwere Arbeit machen“, rief ich und nahm ihr den Kohleeimer ab. Sie lachte entzückt und reichte ihn an mich weiter.

„Wie liebenswürdig Sie sind“, rief sie erfreut. Dann ließ sie mich den Eimer in die Küche tragen.

„Ob Sie wohl so liebenswürdig wären, mir noch zwei Eimer Kohlen aus dem Keller zu holen?“, flötete sie.

Das ließ ich mir nicht zweimal sagen. Ich flog geradezu in den Keller, schaufelte die Kohlen in zwei Eimer und schleppte sie zu Madeleine in die Küche.

„Wie rrrreizend von Ihnen“, sagte sie und rollte dabei das R so entzückend. Und dann – unfassbar für mich – beugte sie sich zu mir hinüber und küsste mich auf die Wange. Ich war völlig durcheinander.

„Fräulein Madeleine", rief ich hingerissen, drehte mich zu ihr um und wollte ihr eine Liebeserklärung machen.

Doch da schob sie mich schon schnell und ohne große Worte zur Tür hinaus. Wie im Traum schwebte ich die Treppe hinauf. Das musste ich unbedingt Inge erzählen. Ich klingelte bei ihr.

„Sie hat mich geküsst", stammelte ich völlig verwirrt.

Inge lachte schallend. „Und sie hat wirklich noch eine freie Stelle getroffen", sagte sie.

Ich wusste nicht, was sie meinte, doch Inge schob mich vor den kleinen halbblinden Spiegel auf ihrem Flur. Da sah ich mein Gesicht. Es war schwarz von Kohlenstaub und auf der Wange klebte der Abdruck eines Lippenstiftmundes. Erschrocken drehte ich mich zu Inge um.

„Ich sehe ja schrecklich aus!", rief ich.

„Kommt drauf an", meinte Inge. „Wenn du Kohlenhändler wärst, würde ich mich sofort in dich verlieben."

Ich rannte in meine Wohnung hinüber und schrubbte mein Gesicht mit Kernseife. Dann zählte ich das Geld in meiner Geldschatulle. Ich hatte ein wenig gespart, um mir endlich einmal einen Theaterplatz leisten zu können und Fräulein Madeleine aus nächster Nähe sehen zu können. Vielleicht konnte ich zwei Mark davon abzweigen und ihr ein paar Rosen kaufen.

Eine Stunde später stand ich mit einem wunderschönen Rosenstrauß vor Madeleines Tür. Ich atmete tief durch, dann klingelte ich.

Madeleine öffnete. Sie sah noch schöner aus als zuvor. Diesmal trug sie ein seegrünes Kleid, das bis zum Boden reichte. Es war tief ausgeschnitten. Über die Hände hatte sie dunkelrote Handschuhe gestreift. Kunstvoll hatte sie ihre Haare hochgesteckt und ein schwarzes Haarband hindurch gezogen.

„Was wollen Sie?", fragte sie kurz angebunden. Sie sah nicht besonders erfreut aus.

„Fräulein Madeleine", begann ich. „Ich wollte Ihnen schon immer sagen, wie sehr ich Sie verehre. Ihre wundervolle Stimme, ihr hinreißendes Antlitz ..."

Weiter kam ich nicht.

„Lene? Wer ist da?", hörte ich plötzlich eine Männerstimme aus dem anderen Zimmer.

Ich zuckte zusammen. Wer war das? Hatte sie einen anderen Verehrer? Bis jetzt hatte ich sie nie mit einem Mann gesehen.

„Verschwinden Sie", herrschte sie mich an. Und dann schlug sie die Tür wieder vor meiner Nase zu.

Ich stand vor der Tür wie festgewachsen. Das konnte doch nicht wahr sein! Für diese Frau hatte ich mich nächtelang von einer Seite auf die andere gewälzt. Für sie hatte ich die Kohlen aus dem Keller geschleppt und nun auch noch zwei Mark ausgegeben.

Bedrückt schlich ich die Treppe hinauf. Dann überkam mich eine heiße Wut. Diese Diva hatte meine Liebe überhaupt nicht verdient. Wie lächerlich ich doch war mit meinem Rosenstrauß. Glaubte ich im Ernst, so eine Sängerin würde sich in mich verlieben?

Ich war so in Gedanken versunken, dass ich gar nicht bemerkte, wie Inge mit ihren Einkäufen die Treppe hinaufgekommen war.

„Oh, mein Gott", rief sie. „Was ist passiert?"

Ich erzählte ich ihr von meiner Begegnung.

Diesmal lachte Inge nicht. Sie hatte wirklich Mitleid.

„Du Ärmster", seufzte sie. „Nicht einmal den Blumenstrauß hat sie genommen, diese blöde Kuh."

Blöde Kuh. Diese Beleidigung wollte ich nun doch nicht auf Fräulein Madeleine sitzen lassen.

„Vielleicht hätte sie ihn genommen, wenn nicht gerade ein anderer Mann bei ihr gewesen wäre“, stammelte ich.

Inge seufzte.

„Ich weiß, Liebe macht blind“, sagte sie. „Aber den roten Sportwagen zu übersehen, der jede Nacht vor unserem Haus steht, dazu muss man schon ziemlich blind sein.“

Roter Sportwagen? Na gut, den hatte ich wohl gesehen, aber dass der einem Mann gehörte, der Madeleine besuchte, darauf wäre ich nie gekommen.

Ich ließ mich bei Inge auf dem Sofa nieder.

„Sie kann so wunderschön singen“, seufzte ich wieder.

Nun verdrehte Inge die Augen.

„Also, dass Liebe blind macht, kann ich ja verstehen, aber dass sie auch noch taub macht?“ Sie lachte.

„Findest du nicht, dass sie schön singen kann?“, empörte ich mich.

Nun lachte Inge so laut, dass ihr die Tränen über das Gesicht liefen.

„Ist dir schon mal aufgefallen, dass wir keine Ratten mehr im Haus haben, seit sie bei uns wohnt?“, prustete sie. „Die haben bei dem Gejaule alle den Keller fluchtartig verlassen."

„Du findest also …", begann ich verwirrt.

„Karl!" Inge seufzte. „Es ist ein Theaterstück, das sie dir vorspielt, verstehst du das nicht? Ich gehe oft ins Theater. Diese Madeleine, oder wie immer sie heißt, habe ich dort noch nie gesehen."

Ich musste schlucken. Damit hatte ich nicht gerechnet. Wie konnte es sein, dass ich so blind gewesen war?

Einige Tage später lud ich Inge ins Theater zu einer Operette ein. Das war wirklich ein ganz anderer Genuss, als die Komödie, die mir Madeleine vorgespielt hatte.

Wie gut, dass es Menschen wie Inge gibt, die die Welt ohne rosarote Brille sehen und einem verliebten Gockel wie mir die Augen öffneten, bevor ich Muskelkater vom Kohlenschleppen bekam.

VERBOTENE LIEBE

Ich bin der älteste Sohn in unserer Familie und so stand für meine Eltern immer fest, dass ich den Hof übernehmen würde. Das bedeutete aber auch, dass ich dann meine Geschwister auszahlen und meine Eltern im Alter pflegen müsste. Außerdem stand für alle fest, dass ich Liesel vom Nachbarhof heiratete. Sie war ein Einzelkind und würde den Hof ihrer Eltern erben. Dann konnten wir unsere Höfe zu einem großen Hof zusammenlegen.

Mein Vater und Liesels Vater hatten unsere Zukunft fest verplant. Es störte niemanden, dass Liesel und ich uns überhaupt nicht liebten. Liesel war in unseren Lehrer verliebt und mich interessierten Mädchen noch überhaupt nicht. Mir reichte es schon, dass ich drei Schwestern hatte.

„Das findet sich schon, Georg", lachte meine Mutter, als ich das mal deutlich beim Abendessen sagte.

„So wichtig ist die Liebe auch nicht", fügte mein Vater hinzu. „Gegenseitiger Respekt ist das wichtigste in der Ehe."

Respektieren tat ich die Liesel schon. Vor allem, nachdem sie Alfons, das größte Großmaul aus unserem Dorf verprügelt hatte, als er versuchte, ihr einen Kuss zu geben.

Eines Tages kam der Bürgermeister bei uns vorbei und wollte meinen Vater sprechen. Wir sollten, wie alle anderen im Dorf, Flüchtlinge aufnehmen. Mein Vater versuchte, sich zu wehren, aber es half nichts.

Schon zwei Tage später bezogen zwei Familien auf unserem Hof Quartier. Eine Mutter und ihre drei Töchter zogen in die Kammer über dem Schweinestall, ein altes Ehepaar bezog das Zimmer auf dem Boden.

Vater war sehr verärgert darüber. Wann immer auf dem Hof etwas kaputtging, regte er sich auf. „Das waren doch wieder diese Flüchtlingsbälger", schrie er. Dabei waren sie es ganz bestimmt nicht. Die drei Mädchen waren sehr freundlich und hatten ein einwandfreies Benehmen.

Magdalena, die Älteste, war in meinem Alter. Ich mochte sie sehr gerne, und wenn mein Vater gerade nicht zu sehen war, brachte ich der Familie Äpfel oder frisch gebackenes Brot vorbei.

Ich musste natürlich, wie wir alle, auf dem Hof mit anpacken. Nicht immer hatte ich Lust dazu. Einmal, als ich mich vor meinem Vater in der Scheune versteckte, verletzte ich mir meine Hand an einem rostigen Scharnier. Es blutete sofort sehr stark. Schnell nahm ich ein Stück Stoff, wickelte es um die Hand und kehrte zu meinem Vater zurück, um ihm zu helfen. Die Verletzung ließ ich unerwähnt. Er hatte mich nur gefragt, wo ich mich mal wieder herumgetrieben hätte. Wir waren mitten in der Arbeit, da blieb keine Zeit für solche kleinen Wehwehchen. Doch die Hand entzündete sich und schmerzte furchtbar. So schlich ich auf den Dachboden, um mir die Wunde einmal genau anzusehen. Ich setzte mich zwischen die Wäsche, die dort auf der Leine hing, und wickelte das Stofftuch vorsichtig ab. Dabei musste ich wohl ein bisschen gestöhnt haben, denn es tat wirklich ziemlich weh.

„Was hast du da?", hörte ich plötzlich eine Stimme neben mir und dann trat Magdalena unter der Bettwäsche hervor. Verlegen versteckte ich die Hand hinter meinem Rücken.

„Lass mich mal sehen!", forderte Magdalena in strengem Ton. Und dann zog sie die Hand zu sich hinüber und schaute sie an. „Die Wunde muss gesäubert werden", sagte sie. „Sonst kann sich das alles ganz schlimm entzünden. Glaub mir, ich habe im Krankenhaus gearbeitet. Ich weiß, was solche Verletzungen anrichten können."

„Lass. Nicht so schlimm", versuchte ich mich herauszureden.

Aber Magdalena fasste meinen Arm noch fester. Dann sah sie mich an. „Weißt du, warum du dir nicht helfen lassen willst?", sagte sie dann. „Du hast Angst. Ihr Buben habt nämlich immer Angst vor Spritzen und Jod und ihr macht ein riesiges Geschrei, wenn eure Wunde genäht werden muss."

„So ein Unsinn!", wehrte ich mich. Aber in meinem tiefsten Inneren wusste ich, dass sie Recht hatte.

„Lass mich die Wunde verarzten. Dann sehen wir es ja", gab sie zurück.

Was sollte ich sagen? Als Feigling wollte ich nicht vor ihr dastehen.

Sie ordnete an, dass ich auf dem Dachboden warten sollte. In der Zwischenzeit holte sie Jod und Verbandszeug. Als sie mit dem Jod meine Wunde auswusch, hätte ich wirklich beinahe geschrien. Es tat höllisch weh.

„Schau nicht hin“, sagte sie. „Schau einfach woanders hin, hörst du? Es ist gleich vorbei.“

Da schaute ich einfach in ihr Gesicht. Ihre Augen waren wunderschön, so blau wie der Himmel an einem Sommertag.

„So, das hätten wir“, sagte sie schließlich. „Du kannst gehen.“

Doch das war leichter gesagt als getan. Meine Knie waren so butterweich, dass ich gar nicht aufstehen konnte. Ob von der Behandlung oder von Magdalenas Augen konnte ich nicht sagen.

Jeden Tag trafen Magdalena und ich uns nun auf dem Dachboden. Zuerst, um meine Wunde zu verbinden, später, um miteinander zu reden, und noch später, um einander zu küssen und miteinander zu schmusen. Für mich gab es nur noch sie. Sie war meine Traumfrau.

Doch was würde mein Vater dazu sagen? Er würde toben und mir am liebsten den Hals umdrehen. Da war ich mir sicher.

„Gestern haben Liesels Vater und ich zusammengesessen“, sagte mein Vater an einem Abend. „Im Juni soll Hochzeit sein.“

Ich fiel aus allen Wolken.

„Wessen Hochzeit?“, fragte ich erschrocken.

Nun sahen mich alle an.

„Ist dir plötzlich entfallen, dass du die Liesel heiraten wirst?“, spottete meine Schwester.

Jetzt war es Zeit für die Wahrheit. Jetzt oder nie. Ich stand auf.

„Vater“, sagte ich. „Ich werde die Liesel nicht heiraten. Ich liebe sie nicht. Ich liebe Magdalena und die wird im Sommer meine Frau werden.“

Was dann passierte, kann ich kaum wiedergeben. Es brach ein riesiges Geschrei aus. Mein Vater brüllte, meine Mutter weinte, meine Schwestern redeten wild durcheinander und selbst der Hund fing an zu bellen.

„Bist du nicht ganz bei Trost?“, schrie mein Vater. „Ein Flüchtlingsmädchen? Was willst du denn mit der, hä? Kann sie kochen? Kann sie den Haushalt führen? Kann sie den Hof leiten? Nichts kann sie!“

„Woher willst du das wissen?“, schrie ich zurück. „Du kennst sie ja gar nicht.“

Aber mein Vater ließ sich nicht beirren.

„Das hat sie sich fein ausgedacht, dieses Flüchtlingsmädchen", tobte er weiter. „Macht sich an meinen Sohn heran, um den Hof zu erben." Er sprang auf. „Die können sich auf was gefasst machen. Noch morgen packt die Familie ihre Sachen. Und dann können sie sehen, wo sie bleiben."

„Wenn du das machst, gehe ich mit ihnen", erwiderte ich fest entschlossen. Und weil ich so bestimmt auftrat, wurde meinem Vater bewusst, dass ich es ernst meinte. Langsam sank er auf seinen Stuhl zurück.

„Zum Teufel mit dir", flüsterte er.

Wenn mein Vater an diesem Abend nicht nachgegeben hätte, wäre ich tatsächlich fortgegangen. Aber er schien zu spüren, dass er gegen unsere Liebe machtlos war.

Magdalena und ich heirateten ein Jahr später. Mein Vater war zwar brummig, kam aber in seinem schwarzen Anzug am Arm meiner Mutter zur Kirche. Wir feierten ein wunderschönes Gartenfest und mein Vater ließ es sich nicht nehmen, extra für uns ein Schwein zu schlachten.

Und als mein Vater sich einige Monate später an einer Sense verletzte, verband ihm Magdalena die Hand, wie sie es damals bei mir gemacht hatte.

„Ich muss schon sagen, das Mädchen versteht was davon“, murmelte mein Vater. Von da an war das Eis zwischen ihnen endgültig gebrochen.

WIEDERSEHEN IN DER HEIMAT

„Oma?" Margrets Enkel Thomas stürmte die Treppe hinauf. „Ich habe mich in der Klasse für einen Vortrag gemeldet. Der Lehrer hat gefragt, wer Verwandte hat, die in einem anderen Land leben. Da habe ich erzählt, dass Opa und du doch aus ‚Good old Germany' kommt."

Margret lachte. Thomas versuchte immer, deutsch mit ihr zu sprechen. Aber es klang doch ziemlich amerikanisch.

„‚Good old Germany', jaja, das passt", seufzte sie.

50 Jahre war es nun her, als sie und ihr Mann Gernot mit nichts in der Tasche in Bremerhaven auf das Schiff gestiegen waren und Deutschland für immer verließen. Der Anfang war schwer. Sie arbeitete als Zimmermädchen, ihr Mann in einer Schuhfabrik. Doch irgendwann wurde es besser. Sie heirateten, bekamen Kinder und fühlten sich immer mehr als

Amerikaner. Erst jetzt, als Margrets Mann vor einigen Jahren gestorben und sie zu ihrer Tochter gezogen war, musste sie manchmal an früher denken.

„Also erzähl", drängte Thomas und klappte seinen kleinen tragbaren Computer auf. „In welchem Ort hast du gelebt?"

Margret setzte sich neben ihn und dachte nach. „In einem kleinen Ort im Ruhrgebiet", berichtete sie dann. „Westerholt heißt er. Mein Vater hat im Bergwerk gearbeitet. Schwer war das. Wenn er von der Arbeit kam, war er immer ganz schwarz."

Sie lehnte sich in ihrem Stuhl zurück. Vor ihren Augen zog das Bild vorbei, wie sie in diesem kleinen roten Backsteinhaus gelebt hatten, sie, ihre Eltern und fünf Geschwister. Mit ihrer Schwester Grete musste sie die beiden Gänse im Vorgarten hüten. Sie hatten beide Weidenruten in der Hand und passten auf, dass die Gänse nicht zum Nachbarn hinüberliefen.

„Oma?", holte Thomas sie aus ihren Gedanken zurück. „Westerholt? Ist es das hier?"

Margret zuckte zusammen. Auf dem Bildschirm des Computers war das Stadtwappen von Westerholt zu sehen, ein schwarz-weißes Wappen mit Schachbrettmuster und Hammer.

„Wie hast du das gemacht?", fragte Margret erschrocken.

„Internet", murmelte Thomas. Nun ließ er das Bild weiterziehen und plötzlich wurden die Dorfkirche, der Marktplatz und die Dorfstraße sichtbar.

Margret hielt den Atem an. „Da!", rief sie. „Da vorn haben wir gewohnt. Da war unser kleines rotes Backsteinhaus. Dort war der Gemischtwarenladen von Teubers, wo es immer die guten Zitronendrops gab. Und wenn man die Straße hinunterging, kam man zu den Wallanlagen. Da haben wir immer gespielt."

Die Erinnerung tat plötzlich so weh. Warum war das so?

„Ein Ort mit 11.000 Einwohnern", las Thomas leise vor. „Bürgermeister Wilfried Stengelbrand gelang es …"

„Stengelbrand?", rief Margret erschrocken. „Hast du ‚Stengelbrand' gesagt?"

Thomas nickte. „Oma?", fragte er dann vorsichtig. „Du bist ganz blass geworden. Kennst du jemanden, der Stengelbrand heißt?"

Margret nickte. „Ich kannte einen Heinz Stengelbrand", murmelte sie leise. „Wir waren mal ein Liebespaar, damals. Aber das sind alte Geschichten.

Irgendwann ging die Freundschaft auseinander und dann ging ich mit deinem Großvater nach Amerika."

Wieder tippte Thomas etwas in den Computer.

„Heinz Stengelbrand", las er dann vor. „Der ist Vorsitzender des Heimatvereins. Es gibt sogar ein Foto von ihm."

Und er schob seiner Oma den Bildschirm wieder vor die Nase. Ein älterer Herr mit weißen Haaren, buschigen Augenbrauen und einer braunen, wettergegerbten Haut war nun zu sehen. Er lächelte in die Kamera.

„Das ist er", murmelte Margret.

„Du kannst ihm sogar schreiben", meinte Thomas. „Es ist sogar seine Adresse angegeben."

„Seine Adresse steht da?", murmelte Magret. Nein, sie wollte ihm nicht schreiben. Oder vielleicht doch? Vorsichtshalber notierte sie sich seine Adresse. Und dann schrieb sie ihm doch.

Er antwortete sofort. Auch er konnte sich noch so gut an sie erinnern. Und er lud sie sogar ein, für ein paar Tage nach „Good old Germany" zu kommen. Magret wusste sofort, dass sie diese Reise wagen wollte. Aber Angst hatte sie trotzdem ein bisschen vor der ersten Begegnung.

Ob es wirklich eine gute Idee war, in die alte Heimat zu fliegen und Heinz Stengelbrand wieder zu treffen? Margret war sich immer noch etwas unsicher, als das Flugzeug in Düsseldorf landete. Ihr alter Freund Heinz lebte seit einigen Jahren allein. Nun stand er am Flughafen und erwartete sie.

Als Margret durch die Sicherheitskontrollen schritt, erkannten sie einander sofort.

„Margret", rief Heinz und winkte.

„Heinz", rief Margret und winkte zurück. Sie reichten sich erst die Hand, dann umarmten sie sich.

Heinz nahm ihr den Koffer ab und brachte sie zu seinem Wagen.

„Ich wollte dich erst im Hotel einquartieren", berichtete er. „Aber im Grunde genommen ist das Quatsch. Mein Haus ist groß genug für zwei. Alle Kinderzimmer stehen leer. Das wäre doch rausgeschmissenes Geld."

Margret lachte. „Immer noch der sparsame Heinz, oder?"

„Ein bisschen verändert habe ich mich aber schon", schmunzelte Heinz.

Es tat so gut, die alten Wege noch einmal gemeinsam zu gehen. Margret konnte es kaum abwarten, die alte Dorfstraße entlangzugehen, das Schloss, die Schachtanlagen und die Kirche wiederzusehen.

Als sie die Wallanlagen entlanggingen, blieb Heinz an einer alten Weide stehen.

„Erinnerst du dich noch?“, fragte er vorsichtig.

„Sind sie noch da?“, wollte Margret wissen.

Heinz nickte. Vorsichtig kratzte er das Moos der alten Weide weg. Zwei kleine, ineinander verschlungene Herzen wurden plötzlich sichtbar. H + M hatten Heinz und Margret damals darunter eingeritzt.

„Damals hatten wir vor, für immer zusammenzubleiben“, erinnerte sich Heinz und wurde plötzlich sehr traurig.

Auch Margret bekam einen Kloß im Hals. „Ich hätte vielleicht nicht so schnell gehen sollen“, murmelte sie.

„Ich hätte dich nicht gehen lassen dürfen“, verbesserte sie Heinz.

Beide schwiegen eine Weile.

„Vielleicht magst du ja jetzt für länger bleiben“, sagte Heinz leise.

Margret griff nach seiner Hand. „Ja, das sollte ich vielleicht machen“, sagte sie.

DER ZIMMERIRRTUM

Eigentlich war Gisela immer mit ihrer Freundin Sigrid in den Urlaub gefahren. Doch in diesem Jahr hatte sich ihre Freundin bei einem Fahrradsturz den Arm gebrochen und konnte nicht.

„Fahr allein", beschwor Sigrid ihre Freundin. „Sonst bekomme ich noch ein ganz schlechtes Gewissen."

Gisela war noch nie allein in den Urlaub gefahren. Allein Bahn zu fahren, allein durch den Wald zu wandern, allein essen zu gehen, das alles behagte ihr überhaupt nicht. Aber auf die Schnelle fand sich niemand, der mit ihr fahren konnte. So blieb ihr nichts anderes übrig, als sich allein auf die Reise zu machen.

Das „Hotel zum Goldenen Anker" im Allgäu kannte sie noch aus den vergangenen Jahren, in denen sie mit Sigrid hier war. Auch der Portier erkannte sie gleich wieder.

„Das Fräulein Semmler ist wieder da! Wie mich das freut!", sagte er und machte eine formvollendete Verbeugung. Schade, dass Sigrid das jetzt nicht sehen konnte. Sie hätte sich wahrscheinlich über ihn totgelacht.

„Ich habe wieder das Zimmer 6 für Sie reserviert", fuhr er fort und reichte ihr den Schlüssel. Gisela bedankte sich, ergriff ihren Koffer und stapfte die Treppe zu den Zimmern hinauf.

Das Zimmer war hell und freundlich und der Ausblick auf die Berge atemberaubend. Allmählich fühlte sich Gisela besser. Nachdem sie durch die kleine Stadt spaziert war und in einem gemütlichen Biergarten zu Abend gegessen hatte, geriet sie richtig in Urlaubsstimmung.

Als es Abend wurde, packte sie ihren Koffer aus, machte sich für die Nacht fertig und legte sich in das frisch bezogene Bett. Aber an Schlaf war nicht zu denken. Die Geräusche waren alle so fremd und die Straßenlaterne vor dem Fenster irritierte sie.

Irgendwann aber dämmerte sie in einen leichten Halbschlaf hinüber. Plötzlich schreckte sie auf. Was war das für ein Geräusch? Jemand stand hinter ihrer Zimmertür und drückte die Klinke herunter. Gisela richtete sich auf und starrte wie elektrisiert auf die Tür. Wie gut, dass sie abgeschlossen hatte.

Doch der Unbekannte hinter der Zimmertür gab nicht auf. Er kratzte am Holz der Tür entlang. Dann hörte Gisela, wie jemand versuchte, einen Schlüssel ins Schloss zu stecken. Das gab es doch nicht! Wer war dieser Unbekannte? Und was wollte er von ihr?

Mit einem Satz sprang Gisela aus dem Bett und eilte zur Tür. Mit aller Kraft stemmte sie sich gegen das Holz. Dann rief sie: „Wer sind Sie? Was wollen Sie?"

Für einen Moment war es ruhig hinter der Tür. Dann hörte Gisela eine Männerstimme.

„Ist das Zimmer belegt?"

Was war das für eine alberne Frage. Wenn sie dort hinter der Tür stand, war das Zimmer natürlich belegt.

„Ja!", rief sie aufgeregt. „Ich bin hier."

Auch das war natürlich eine alberne Antwort. Doch etwas anderes fiel ihr gerade nicht ein.

„Entschuldigung", murmelte die Männerstimme. Dann hörte Gisela, wie der Mann den Schlüssel aus dem Schloss zog. Die Schritte auf dem Gang zeigten ihr, dass er sich wieder entfernte. Gisela atmete auf. Das war ja noch einmal gut gegangen.

An Schlaf war allerdings nicht mehr zu denken. Und so dämmerte sie die ganze Nacht über unruhig vor sich hin.

Als Gisela am nächsten Morgen am frisch gedeckten Frühstückstisch saß, trat ein junger Mann in den Frühstücksraum. Er grüßte, zögerte dann und trat schließlich auf sie zu.

„Die Dame von Zimmer 6?", fragte er.

Gisela nickte.

Er lachte und reichte ihr die Hand. „Fritz Löbner ist mein Name. Entschuldigen Sie die Störung in der letzten Nacht. Das war ein Irrtum meinerseits." Er zog seinen Zimmerschlüssel aus der Tasche und zeigte ihn ihr. Es war auch die Nummer 6.

„Aber …", begann Gisela verwundert.

Der junge Mann lachte. Dann drehte er den Schlüssel um, sodass die 9 zu lesen war.

„Ich hatte die Nummer 9", erklärte er.

Gisela lachte. „Das hätte mir auch passieren können", rief sie.

Die Bedienung trat ins Frühstückszimmer.

„Guten Morgen, Herr Löbner", rief sie mit heller Stimme. „Möchten Sie Tee oder Kaffee?"

„Ich nehme Kaffee", bestellte Herr Löbner.

„Und möchten Sie sich vielleicht zusammensetzen?", fragte die Bedienung weiter.

„Wenn ich darf", nickte Herr Löbner und machte eine höfliche Verbeugung zu Gisela. Die war für einen kurzen Moment sprachlos.

„Natürlich", sagte sie dann.

Das ließ sich der junge Mann nicht zweimal sagen. Ehe sich Gisela versah, saß er neben ihr. Sie reichten sich den Brotkorb und teilten sich den Kaffee. Später gingen sie zusammen durch den Kurpark und wanderten durch die Wälder. Am nächsten Tag gingen sie gemeinsam zum Abendessen und anschließend zum Tanzen. Es wurde ein wundervoller Urlaub. Sigrid jedenfalls vermisste Gisela keine Minute lang.

ZWISCHENSTOPP WÜRZBURG

„Manfred. Schau mal, da drüben gibt es kalte Getränke. Hol dir schnell eine Flasche Zitronenlimonade", rief Tante Grete ihrem Neffen zu. „Der Zug hat hier zehn Minuten Aufenthalt."

Manfred ließ sich das nicht zweimal sagen. Er hatte großen Durst. Seine beiden Tanten waren mit ihm auf dem Weg zur Großmutter nach Freiburg. Die Fahrt war lang und langweilig. Manfred hatte sich von seinen Tanten mit Brötchen und Bonbons vollstopfen lassen. Jetzt brannte er darauf, seinen Durst zu löschen.

Er nahm das Kleingeld, das Tante Grete ihm hinhielt, und sprang aus dem Waggon.

An dem kleinen Getränkestand hatte sich eine lange Schlange gebildet. Manfred stellte sich an und wartete ungeduldig darauf, an die Reihe zu kommen. Immer wieder blickte er sich zu dem Zug um.

Hoffentlich fuhr der nicht ohne ihn los. Tante Grete hatte das Fenster hinuntergeschoben.

„Keine Angst, Bub. Es ist noch Zeit", beruhigte sie ihn.

Endlich war Manfred an der Reihe. Er erhielt seine Flasche, öffnete sie und nahm einen großen Schluck. Dann sprang er in den Waggon zurück und gab die Flasche an seine Tanten weiter. Auch sie waren durstig von der weiten Reise. Den letzten Schluck ließen sie für ihren Neffen übrig.

„Ich bringe die Flasche noch schnell zurück und hole das Pfandgeld", schlug Manfred vor.

„Lass das lieber!", rief Tante Grete erschrocken. „Der Zug fährt in wenigen Minuten …"

„Geht doch schnell", beschwichtigte Manfred sie. Mit einem Satz war er an dem Getränkestand und reichte die Flasche herüber. Umständlich suchte die Getränkefrau nach dem Kleingeld. Plötzlich hörte Manfred einen Pfiff. Erschrocken sah er sich um. Der Stationsvorsteher hatte dem Zugführer ein Zeichen gegeben und der Zug setzte sich in Bewegung. Manfred hörte, dass seine Tante etwas rief. Er drehte sich um und rannte los. Vielleicht konnte er es noch schaffen, auf den fahrenden Zug aufzuspringen.

Eine Hand fasste ihn hart an seinem Arm und zog ihn auf den Bahnsteig zurück.

„Hast du nicht mehr alle Tassen im Schrank?", hörte er eine Stimme neben sich.

Manfred versuchte, die Hand abzuschütteln, um erneut auf den Zug zuzulaufen. Zu spät. Der Zug fuhr bereits aus dem Bahnhof heraus.

Jetzt erkannte Manfred ein Mädchen neben sich. Sie hatte rotes Haar, viele Sommersprossen und grasgrüne Augen. Sie hatte verhindert, dass er auf den Zug gesprungen war.

„Bist du plemplem?", rief Manfred voller Empörung. „Wegen dir habe ich den Zug verpasst."

„Du hast den Zug verpasst, weil du nicht rechtzeitig eingestiegen bist", verbesserte das Mädchen. „Mir hast du dein Leben zu verdanken. Hätte ich dich nicht festgehalten, lägst du jetzt ziemlich tot auf den Schienen und die Bahn wäre über dich drübergerollt."

„Und jetzt? Jetzt sitzen meine beiden Tanten im Zug nach Freiburg und ich stehe hier auf dem Bahnsteig in Würzburg." Manfred musste schwer schlucken. Er kam sich hilflos vor.

„Wenigstes musst du dir keine Sorgen um deinen Koffer machen." Das Mädchen dachte offenbar total praktisch. „Und jetzt gehen wir zum Stationsvorsteher und fragen, wann der nächste Zug nach Freiburg fährt", schlug die Rothaarige vor.

Erleichtert, dass wenigstens eine wusste, was zu tun war, ging Manfred mit ihr.

Der Stationsvorsteher schüttelte besorgt den Kopf, als er die beiden Kinder vor sich stehen sah. „Der nächste Zug nach Freiburg fährt leider erst morgen früh um elf", sagte er.

Das trieb Manfred fast die Tränen in die Augen. Er klimperte sie schnell mit den Augenlidern fort. Wäre ja peinlich, jetzt vor diesem Mädchen zu weinen.

Die sah ihn ganz mitleidig an. „Ach, gräm dich nicht", sagte sie. „Dann kommst du mit zu uns nach Hause. Mama macht dir ein Bett auf dem Sofa und morgen bringe ich dich zum Zug."

„Meine Tanten werden sich Sorgen machen", jammerte Manfred.

„Aber nur eine Nacht lang. Wenn sie erfahren, dass morgen ein anderer Zug kommt, werden sie am Bahnhof auf dich warten."

„Aber …" Manfred konnte sich immer noch nicht mit seinem Schicksal abfinden.

„Nun komm schon!", sagte das Mädchen, zupfte ihn energisch am Ärmel und zog ihn mit sich.

Es war so lustig bei Christine – so hieß das rothaarige Mädchen –, ihren Eltern und ihrem kleinen Bruder, dass Manfred seine Sorgen schnell vergaß. Ganz selbstverständlich lud ihn Christines Mutter zum Abendessen ein. Es gab Käse-Spätzle, die ersten und damit besten Spätzle, die Manfred je gegessen hatte. Nach dem Essen spielte er mit der Familie „Mensch ärgere Dich nicht" und gewann. Und als er noch viel später sein Bett auf dem Sofa im Wohnzimmer herrichtete, war er überglücklich, dass sich alles so gefügt hatte.

Auf bloßen Füßen kam Christine ins Wohnzimmer geschlichen. Sie hatte ein Buch unter dem Arm.

„Wollen wir noch zusammen eine Geschichte lesen?"

Manfred nickte und rückte ein Stück zur Seite, damit sich Christine neben ihn setzen konnte.

„Ich lese dir meine Lieblingsgeschichte vor. Sie handelt von der Elfe im Zauberland."

Manfred nickte. Dann saß er ganz still da und lauschte gebannt der spannenden Geschichte. Als Christine geendet hatte, schwieg er eine Weile.

„Es kommt mir vor, als wenn das Zauberland hier in Würzburg ist", meinte er. „Und diese Elfe, die könnte Christine heißen."

Da mussten sie beide kichern.

„Christine? Wieso liegst du nicht im Bett?", hörten sie die Mutter rufen. Auf leisen Sohlen schlich Christine in ihr Bett zurück.

Manfred aber dachte noch lange an die rothaarige Elfe, die eine Zeitlang an seinem Bett gesessen hatte.

Der Zug nach Freiburg fuhr pünktlich um 11 Uhr am nächsten Tag in den Bahnhof ein. Manfred reichte Christine die Hand.

„Vergiss nicht, mir zu schreiben", sagte er. „Und im nächsten Sommer musst du mich unbedingt besuchen."

Christine legte ihre Hand in seine. „Ehrenwort", flüsterte sie.

ÜBER DIE AUTORIN

Dr. Annette Weber arbeitete als Grundschullehrerin, bevor sie sich als Autorin selbstständig machte. Sie verfasst neben Büchern für Kinder und Jugendliche Romane und Kurzgeschichten für Erwachsene.